あなたの隣の発達障害

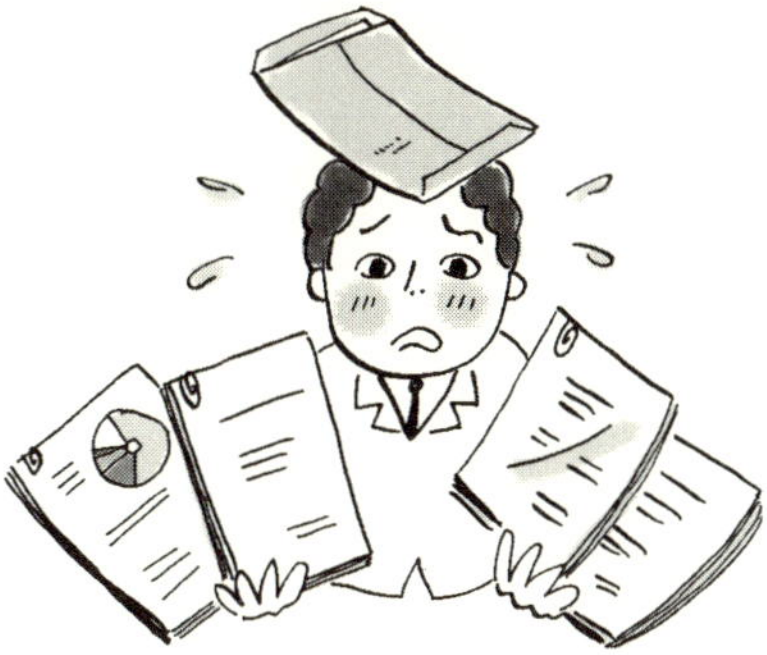

はじめに

テレビやインターネットのニュースなどで、毎日ごく当たり前のように「発達障害」という言葉を見たり聞いたりするようになりました。それだけこの分野が注目されるようになったのだと思います。長年この分野を研究し、当事者やご家族のサポートに携わってきた者としては、非常に喜ばしく感じています。

しかしその半面、心配なこともあります。発達障害に対して偏見や警戒心を抱く人たちを見かける機会も増えてきたのです。たとえば、言動が普通とは違う人や、不器用な人を見ると、すぐに「あの人は発達障害だ」などとレッテルを貼り、見下すような態度を示す人たちがいます。私はマスコミやインターネットの情報サイトで発達障害について解説することもありますが、そのようなときに偏見や差別感情をむき出しにしたコメントが付くことは、けっして少なくありません。

発達障害の特性のある人は、今も昔も、少なくとも人口の1割は存在すると考えられます。おそらく、この本を手に取った皆さんのすぐそばにも、発達障害の特性のある人は複数いると思います。その多くは、素直で真面目で思いやりのある人たちですので、皆さんは気付いていないかもしれません。

一方、発達障害と思われる人が身近にいて、その人の言動で困っているという人もいるでしょう。そうすると、「発達障害の人＝迷惑な人」と考えたくなるのも無理はありません。でも、その人のことで本当に困っている内容は、発達障害の問題以外のことかもしれません。

本書は主に、「発達障害または発達障害かもしれないと思われる大人が身近にいて困っている人」に向けて書きました。発達障害の特性について理解することや、困っていることのうち、発達障害の問題で説明できることを整理して考えることは、とても重要です。本書では、発達障害特有の問題への対処法について解説しました。これらを実践していただくことで、なるべくストレスを感じることなく発達障害の人に対処するコツや、発想の転換法などをつかんでいただければと思います。

本書を読むうちに、「自分も発達障害かも」と思う人が出てくるでしょう。当たり前です。発達障害の特性が多少なりともあるという人は、たくさんいるおり、それが福祉などの特別な対応が必要なレベルまで至っているかどうかという差でしかないのです。また、同じ特性でも、環境やその人の属しているコミュニティの文化によって、発達障害と判断すべきケースもあれば、その必要がないケースもあります。

発達障害者支援法が成立して15年近くがたちました。「発達障害」という言葉が日常会話でも使われるようになり、それなりに理解は進んだと思います。ただ、多くの人にとっては、発達障害についてよく知らないところにセンセーショナルな、有象無象《うぞうむ ぞう》の情報が飛び込んできたので、「ああ、こういうことか」とわかった気になってしまい、理解したつもりになっていることが少なくないと思います。

そういった予断をひとまず置いておいて、当事者がなぜそのような行動を取るのか、なぜそんな考え方をしてしまうのか、を知っていただければと思います。そうすれば、きっと職場（あるいは、あなたが所属しているコミュニティ）の雰囲気がよくなるでしょうし、あなた自身を理解することにも役立つはずです。

発達障害の人がストレスなく生きていきやすい環境は、すべての人にとって快適な環境だと思います。逆に発達障害の人を排除する社会は、一般の人にとっても、とても窮屈《きゅうくつ》で息苦しいものです。発達障害の特性がある人も、周囲の人たちも、ともに満足感を覚えながら生きていける社会を築くために、本書が多少なりとも貢献できることを願っています。

あなたの隣の発達障害 ―もくじ―

第1章

第2章

人生を左右する「育ち方」

コラム

第3章

発達障害の人たちとの付き合い方

第4章 発達障害の人たちの就労をどう支援するか……… 177

本文・カバーデザイン　人見祐之

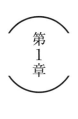

第1章

発達障害の当事者はいつもストレスフル

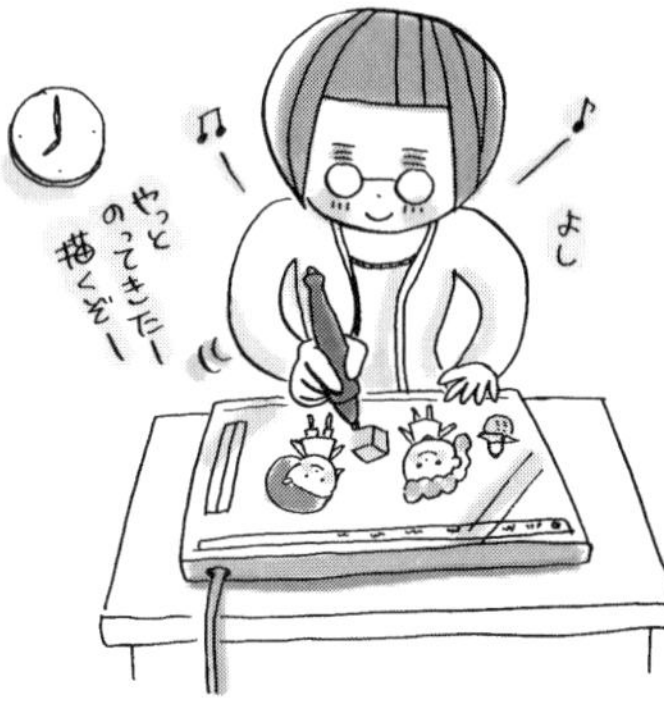

ケアレスミスが多く片付けができないが
たまに好結果を出す

最近の企業はオフィスのペーパーレス化を進めているところも多いですね。Sさん（女性、36歳）の会社も例外ではありません。ところが、Sさんの机のまわりには、資料だかなんだかわからないものが山と積まれています。仕事に必要でないものも混ざっているようです。

Sさんはおもしろい企画を立てることもあり、能力はそれなりに評価されていますが、資料の作成を依頼すると誤字脱字等のミスが多いなど、仕事の出来にムラがあります。グループで共有している資料も使いっぱなしで、机の上か引き出しか、どこかに放置してあることも多く、同じグループのメンバーはけっこう困っています。

Sさんのパソコンに保存されているデータも、机の上と同様にあまり整理整頓されていないようで、資料をメールで送ってほしいと頼んでも、すぐに送られてくることはめったにありません。

ある日、仕事に余裕があったのか、さすがに自分でもマズイと思ったのか、Ｓさんは机まわりの整理を始め、１日かけてきれいにしました。驚いた上司が「やればできるじゃないか。これからもその状態を保つように」と言葉をかけ、Ｓさんもまんざらではない様子でしたが、３日もたたないうちに元どおり。

それを見た上司も、どうアドバイスすべきか、頭を抱えています。

このように、片付けができなかったり、ケアレスミスが多かったり、仕事がなかなか終わらなかったり、時間にルーズだったりするけれども、たまに一定の成果を出す人はいませんか？　このような場合、Ｓさんは注意欠如《ちゅういけつじょ》・多動《たどう》（attention-deficit／hyperactivity＝ＡＤＨ）の特性のある人と考えられます。

仕事なのだから、パーフェクトといわないまでも、いつもある程度きちんとしてほしい、というのが同僚や上司のごく普通の願いだと思います。でも、そういわれてもなかなか実行できないのがＡＤＨの特性です。

ミスが多いので、まわりはフォローしなければいけません。でも、たまにいい仕事をしたりするので、意外に上司の覚えは悪くないこともあります。それがまた、まわりから見ると「なんだかズルい」ということになり、同僚との関係がぎくしゃくしたりするのです。

相手がどう感じるかを想像できず相手をイラつかせてしまう

次は、20代の会社員Aさんのエピソードです。

Aさんは企画について相談しようと思い、部長に声をかけました。すると「いまちょっと手が離せないので、30分ほど待ってくれ」とのことでした。30分ほどして再び声をかけると、「ああ、もういいよ。待たせて悪かったね」と言われました。そこでAさんは「大丈夫です。気になさらなくていいですよ」と答えました。

社会人として働いている方なら、この会話のおかしいところはすぐにわかるでしょうが、念のため説明しておきます。

上司が部下を待たせることは、まったく失礼ではありません。でも、立場が上であって「悪かった」「失礼」という言葉を添えるのは、人間関係をスムーズにするための、ある種当たり前の作法です。

一方、Aさんの言葉は、敬語を使ってはいるものの、内容が礼を欠いています。日本人の礼儀としては、相手が「悪かったね」と言ったときは、それを否定するのが普通です。上司や顧客など立場が上の人に対しては、「とんでもありません」とか、「こちらこそ失礼いたしました」などと言ってから、本題に入っていくのです。

「大丈夫です。気になさらなくてもいいですよ」は、「あなたはたしかに失礼だったけれども、俺は心が広いから許してやるぜ」という〝上から目線〟のニュアンスを感じさせます。いくら敬語を使って表面上は丁寧を装っていても、相手は不快感を覚える可能性があります。若い社員ばかりのフラットな会社ならまだしも、伝統ある企業だったら査定に響くかもしれません。

もちろんAさん自身には、なんの悪気もありません。生意気でもなければ上から目線でもなく、ただそういう常識を知らないだけなのです。本人は一生懸命に失礼のないよう丁寧に振る舞っているつもりなのにもかかわらず、相手からはますます生意気なヤツだと思われてしまうという、不幸な矛盾が起こっているのです。

もうひとつ、30代の男性会社員Bさんの例を紹介しましょう。

Bさんは職場の同僚Cさんに本を貸しました。雑談をしているとき、CさんがBさんと同じジャンルの本が好きで、Bさんが気に入ったベストセラーをまだ読んでいないことがわかり、「じゃあ貸してあげるよ」ということになったのです。

数日後、BさんがCさんの元にやってきて、「このあいだ貸した本、読んだ?」と聞きました。Cさんはちょっとたじろいで、「ごめん、まだ途中なんだよ」と返事をしました。

それでもBさんはたたみかけます。

「どこまで読んだ? 第2章は?」

この話は「数日後」というのがポイントです。いくら好きなジャンルの本でも、社会人にはいろいろと都合があるので、貸してから数日しかたっていないのであれば、まだ読んでいない可能性は十分にあります。その場合、1ページも読んでいなくても「まだ途中」と答えることは、まあ普通にあるでしょう。極端な話、タイトルを読んだだけでも、途中といえば途中なので、ウソではありません。

ところが、Bさんのようにどこまで読んだかを聞いてしまうと、相手は正直に白状しなくてはいけなくなります。しかも、「第2章」という、はじめのほうすらまだ読んでいないということを、正直にいわなければなりません。

こういう場合、相手の態度や表情を見ながら、あまり突っ込まないのが人間関係を円滑にするコツです。Bさんの態度はCさんを追い詰めてしまうからです。しかしBさんにはまったく悪気はありません。Cさんをとがめる意図はまったくなく、単に情報として「Cさんはどこまで読んでいるのか」を知りたかっただけなのです。

これらのエピソードは、自閉スペクトラム（autism spectrum＝AS）の特性がある人たちの例です。

ASの特性のある人は、臨機応変な対人関係を築くことが苦手、自分のやり方、ペース、関心のあることを最優先させたいという思考が強い、などの特徴をもっています。

人情の機微《きび》のような、センシティブなところを刺激してしまうことがあるので、「常識がない」「空気が読めない」と断罪されてしまいがちですが、もちろん本人に悪意はまったくありません。思考のパターンや感性が、「普通の人」とは違っているだけなのです。

発達障害の特性のある人は別の種族と捉えたほうがわかりやすい

これまでにあげた例のような人たちは、あなたのまわりにいませんか？

あなたはその人たちのことを、どう思っていますか？

どうなってほしいと思いますか？

私たちは、少なくとも同じ国で育った大人の人に対して、「一般にこういうことはできるだろう。これくらいの知識はもっているだろう」という前提で対応します。そして、それが裏切られると、「なんだ、こいつは」ということになってしまいます。

発達障害の特性のある人には、その〝前提〟が通用しません。だから周囲の人たちはイライラしてしまいます。その一方で、本人も周囲と話が合わず、ストレスを感じているのです。

「普通の人」と発達障害の特性のある人とのあいだにある考え方や感じ方の違いは生来性であり、私は「種族が違う」と考えるのがいちばんしっくりくると思っています。

「大人だったら、普通はこう考えるよね」「こういう場合は、こういう行動をとるのが普通だよね」という話が成立するのは、同じ思考パターンを共有している人同士の話。そうでない人たちに、「なんでわからないんだ！」と怒っても意味はないのです。

こういった不幸を断ち切るためにも、発達障害について、正しい知識を身に付けていただきたいと思います。

「発達障害」をめぐる用語の整理

「発達障害」に関連する用語について、簡単に整理しておきましょう。

日本の「発達障害者支援法」では、「発達障害」を以下のように定義しています。

「発達障害者支援法」第2条

（この法律において）発達障害とは自閉症、アスペルガー症候群その他の広汎《こうはん》性《せい》発達障害、学習障害、注意欠陥多動性障害その他これに類する脳機能の障害であってその症状が通常低年齢において発現するもの。

ここに出てくる用語を説明します。

自閉症は「対人関係の障害」「コミュニケーションの障害」「パターン化した興味や活動」という3つの特徴をもつ障害で、多くの場合、生後まもなくから明らかになります。言葉の発達に遅れなどの異常があり、知的障害をともなうこともあります。

アスペルガー症候群は自閉症の仲間で、先ほどあげた3つの特徴のうち「コミュニケーションの障害」が見えにくいものです。言葉の遅れが目立たず、会話が比較的スムーズなので、成人してから判明する人も少なくありません。

広汎性発達障害は自閉症とアスペルガー症候群を中核として、同様の特徴を示すグループ全般を指します。典型的な自閉症やアスペルガー症候群の特徴は示さないけれども、少し特徴が見られる場合など、特定のカテゴリーに属さないものは「特定不能の広汎性発達障害」と分類されます。

学習障害は知的な遅れがないにもかかわらず、読み書きや計算など特定の能力の習得が著しく困難なものです。

注意欠陥多動性障害は「不注意」と「多動性・衝動性」が特徴で、通常、幼少期から症状が認められます。

ただし、医学の分類では、現在はこれらの用語や分類が少し変わってきています。

医学的には「神経発達症」と呼びはじめている

２０１３年にアメリカ精神医学会が『精神疾患の診断・統計マニュアル第５版』（ＤＳＭ－５）を出版し、２０１８年には世界保健機関（ＷＨＯ）が『国際疾病《しっぺい》分類第11版』（ＩＣＤ－11）を公表しました。ここでは発達障害を含む精神障害全般について、診断の分類と基準が改訂されています。発達障害に関連する部分では、両者は細かいところでは少し異なるものの、全体としての方向性は同じです。ここではＤＳＭ－５の分類に沿って説明し、必要に応じてＩＣＤ－11の用語についても紹介します。

なお、用語のなかには、英語の用語は従来と変わっていないのですが、日本精神神経学会で提唱した訳語が変更になったものもあります。たとえば、英語ではそれぞれの診断名の最後に「disorder」という言葉がつきます。以前はこれを「障害」と訳していましたが、発達障害に関する現在の訳語では「症」と訳すのが標準的となっています。

これらの診断分類では「発達障害」という言葉は登場しません。これに相当するのは、「神経発達症群《しんけいはったつしょうぐん》」というグループです。ここには、「知的能力障害」(intellectual disability)、「言語症」(language disorder)、「自閉スペクトラム症」(autism spectrum disorder＝ＡＳＤ)、「注意欠如・多動症」(attention-deficit / hyperactivity disorder＝ＡＤＨＤ)、「限局性《げんきょくせい》学習症」(specific learning disorder＝ＳＬＤ)、「発達性協調運動症」(developmental coordination disorder＝ＤＣＤ)、「チック症」(tic disorder) などが含まれます。

『神経発達症群(DSM-5)』

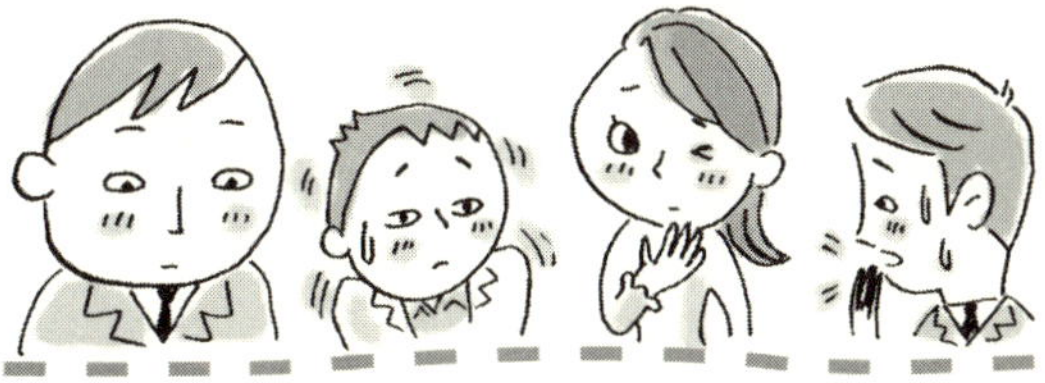

- ○ 知的能力障害群
  知的能力障害など
- ○ コミュニケーション症群
  言語症、語音症、小児期発症流暢症(吃音)、社会的(語用論的)コミュニケーション症など
- ○ 自閉スペクトラム症(ASD)
- ○ 注意欠如・多動症(ADHD)
- ○ 限局性学習症(SLD)
- ○ 運動症群
  発達性協調運動症(DCD)、常同運動症など
- ○ チック症群
  持続性(慢性)運動または音声チック症など
- ○ 他の神経発達症群

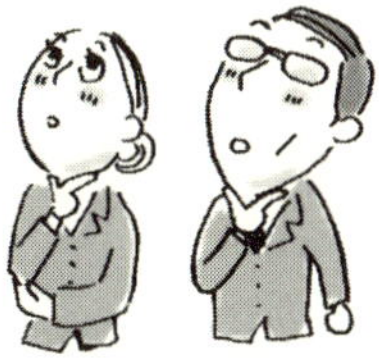

わが国では、〝発達全体の遅れ〟である「知的障害」に対して、先に法制度が整備されていました。そこに、発達全体の遅れのないタイプの障害についても対策が迫られたため、「発達障害者支援法」ができたのです。このため、わが国の法制度では「知的障害」と「発達障害」が別になっています。しかし医学では、「神経発達症」のグループのうち、〝発達全体の遅れ〟というかたちの異常を示す診断として、「知的能力障害」が含まれています。

発達障害者支援法のなかに書かれている「自閉症、アスペルガー症候群その他の広汎性発達障害」は、全部をまとめて「自閉スペクトラム症」（ＡＳＤ）というひとつの診断にあらためられています。

また、発達障害者支援法のなかの「学習障害」は、ＤＳＭ－５では「限局性学習症」（ＳＬＤ）となっています。一方、ＩＣＤ－11では「発達性学習症」（developmental learning disorder ＝ＤＬＤ）となっており、用語が統一されていません。

発達障害者支援法の「注意欠陥多動性障害」は、ＤＳＭ－５では「注意欠如・多動症」になっていますが、英語ではどちらも〝attention-deficit / hyperactivity disorder〟です。

「スペクトラム」とは？

「自閉スペクトラム症」のスペクトラムという言葉は、「多様に見えるものの、同じ仲間とみなせる集合体」という意味です。これを「連続体」と訳す人がいますが、スペクトラムという概念そのものは、「離散（非連続）スペクトラム」という概念も存在するので、「連続体」は厳密にいえば誤訳です。

一見違うように見える自閉症やアスペルガー症候群が同じ仲間であるということを強調して提唱されたのが、「自閉スペクトラム症」という用語なのです。

知的能力障害をともなう重度のケースも、言葉の発達にはほとんど遅れが見られないケースも、根っこは同じ仲間ですよ、ということです。

また、ＡＳＤとＡＤＨＤ、限局性学習症は、ひとりの人のなかに併存することもあります。むしろ、それが当たり前だといっていいかもしれません。

発達障害のある人は増えている？

「発達障害（神経発達症）というものがあるらしい」と知った人のなかには、「自分もそうではないだろうか？」と考える人が続々と出てきました。最近では1週間に複数回、発達障害に関係する記事が新聞紙面に掲載されることも当たり前になっています。いきおい、「発達障害のある人は、以前より増えているのではないか」と感じている人もいるでしょう。

実際はどうでしょうか。最近のデータを10年前と比較すると、医師が発達障害であると診断した例はたしかに増えています。しかし、診断例が増えたことがそのまま、発達障害の実人数が増えているということにはなりません。

すでに説明したように、1980年代までは、知的発達の遅れがないのに発達の異常がある人が存在することは、あまり想定されていませんでした。

知的能力障害は比較的発見されやすい、診断されやすいもので、以前から人口の

2%くらい存在することがわかっています。発達障害のある人の数が全体的に増えているとしたら、その一部である知的能力障害のある人の割合が増えていてもおかしくありません。しかし、発達障害の診断例は増えているものの、知的能力障害のある人の割合はあいかわらず2%前後で推移し続けており、大きく変化してはいません。

これは、「知的能力障害のない発達障害の人が、もともと一定の割合で存在していたのに見逃されてきた。近年、そのようなタイプの人たちが乳幼児健診でスクリーニングされたり、大人になってから周囲に勧められて受診し、診断されたりするケースが増えた」と考えるほうが、説明が付きやすいと思います。

ADHDだけで生活に支障をきたす人は多くない

発達障害のなかでも、周囲の困り具合と本人の困り具合が大きいのがASDです。ASDは「対人関係」という、現代社会で生きていくうえで、かなり重要視されているスキルに課題を抱えているので、問題とされてしまいやすいのです。
ＡＤＨＤも困りますが、ＡＤＨＤの特性だけでは、そこまで大きく困ることはありません。しかし他の要素、たとえばＡＳＤや二次障害が重なると、ＡＤＨＤもハンディが倍増します。じつは、ＡＳＤや、ＡＳＤとＡＤＨＤの特性の両方をもっている人はかなり多いのですが、ＡＤＨＤの特性だけで生活に多大な支障をきたす人はそれほど多くありません。

私は横浜市で、発達障害児の早期発見・早期療育《りょういく》とその後のフォローアップを20年以上続けてきました。つまり、幼児期から成人期までの長いあいだ、発達障害の人を診続けることができたのです。そこで幼児期からＡＤＨＤだと診断してフォローしていた人は、学童期以降にはほぼ全員がＡＳＤの特性も示していたのです。

では、ＡＤＨＤの背後にあるＡＳＤの特性は、なぜ見過ごされやすいのでしょうか。ＡＳＤもＡＤＨＤも幼児期から特性が現れるはずなのですが、「多動性」のほうが目に付きやすいからです。

ただし、幼児期の子どもたちは、多少なりとも多動で落ち着きがないものです。そのなかでもひときわ多動性が目立つ子どもは、対人関係やコミュニケーションをうまく調整できない——ＡＳＤの特性が隠れている可能性があります。

つまり、多動な子どもが多い幼児期に、ひときわ多動性や衝動性が目立つ子どもたちは、対人関係の調整もうまくいっていないために問題となりやすいのです。

発達障害を実践的に解釈する

「発達障害」の教科書的な意味は先ほど紹介しましたが、あれだけでは実感が湧《わ》かないでしょう。そこで、発達障害のふたつの代表であるＡＤＨＤとＡＳＤについて、主に大人を対象に、より具体的な説明をしておきます。周囲がどのように対応していけばいいのかを知る意味でも重要な知識です。

ＡＤＨＤの特性は「そそっかしくて困る」こと

ＡＤＨＤの人のいちばんの問題は、「そそっかしくて困る」ことです。もう少し専門的にいうと、①不注意と②多動性・衝動性が特徴です。不注意がとくに目立つ場合には「不注意優勢」、多動性・衝動性がとくに目立つ場合には「多動性・衝動性優勢」、両者とも目立つ場合には「混合して存在」と付記します。

私は、ＡＤＨＤの人たちへの対応のキーワードは、「低値安定、たまに高パフォーマンス」と考えています。冒頭で紹介したＳさんはまさにこのとおりの人です。

不注意優勢型、多動性・衝動性優勢型にかかわらず、ＡＤＨＤの人は、一般の人のように物事をきちんと遂行できるようにはなれません。忘れ物はして当たり前だし、片付けなんてできるわけがないと思ってください。たまに、周囲が感心するような成果をあげることがありますが、それがいつも続くとは思わないことです。

片付けるには普通の人の何倍ものストレスが……

Ｓさんの例でもわかるように、ＡＤＨＤの人は、部屋や会社の机、引き出しのなかがいつも乱雑で、子どものころから片付けが苦手です。しかし、乱雑な状態のほうが落ち着くこともあるし、乱雑ななかにも本人なりの秩序があり、どこに置いてあるか覚えていたりします。

来客があるなどのやむにやまれぬとき、ＡＤＨＤの人でもきれいにきちんと片付けができる場合があります。そこで周囲の人は「どうして普段からやらないんだろう？」と思ってしまいます。

気合を入れて、片付けることしか考えないで集中してやれば、いっときはできます。しかしＡＤＨＤの人は、一般の人がサッと簡単に片付けてしまうのとは違って、相当な負荷を感じながらやっているのです。

一時的には火事場の馬鹿力を出せることもありますが、せいぜい年に１度か２度が限度。「いつも続けろ」といわれても、それは無理な話です。

ASDの特性は「融通が利かなくて困る」こと

ASDは、ひと言でいうと「融通が利かなくて困る」タイプです。対人関係で臨機応変な対応をすることが苦手で、自分の関心、やり方、ペースの維持を最優先させたいという本能的志向が強いという特性があります。

臨機応変な対応がとっさにうまくはできない

まず、「臨機応変な対応が苦手」という特性から見ていきましょう。わかりやすい、極端な例として、30代の男性のエピソードを紹介します。

Dさんは会社員、奥さんはパートとして働いています。夕方、奥さんからSNSで次のようなメッセージが届きました。

「なんだか具合が悪いので、仕事は早引けしちゃった。買い物もしてない」

Dさんは「了解」とだけ返信をしました。

仕事を終えて、夜8時ごろ帰宅した帰宅したDさん。奥さんは居間のソファーでぐったりと寝ていましたが、Dさんが「ただいま」と声をかけると、ちょっと身体を起こして「お帰り」と言いました。Dさんの手にはコンビニの袋がぶら下がっています。「ああ、食べるものを買ってきてくれたんだ」と奥さんは思いました。が、次の瞬間、Dさんはコンビニ袋からお弁当をひとつ取り出すと、ひとりでパクパク食べはじめたのです。

「え!?　私の分は?」

「なんだ、欲しかったの?」

たしかに奥さんは、「具合が悪い」「買い物をしていない」とメッセージを送っただけで、「何か買ってきて」とは頼んでいません。それくらいはわかってもらえると思っていたからです。ところがDさんは、「こういう状況なら気を利かせて買い物をしたり、料理をしたりするもの」という考えが思い浮かばなかったのです。もちろん、奥さんに対して嫌がらせしようなどというつもりは、まったくないのですが――。

もうひとつ、20代の女性Eさんの話です。

新入社員のEさんは、最初の配属先で歓迎会を開いてもらいました。その席で、ある程度お酒も入ったころ、先輩の女性社員から「Eさんはテニスってやる?」と尋ねられました。Eさんはとっさに次のように答えました。「私、テニスとかゴルフとか、ああいう派手なのはちょっと苦手なんですよね。なんかチャラチャラしてて」。

じつは、その部署では休日に一緒にテニスをしている職員が多かったのです。先輩は、Eさんも一緒にやらないかと誘うつもりで話しかけたのですが、「チャラチャラして」と言われてしまったので、それ以上何も言えなくなってしまいました。

テニスについて、Eさんと同じ感想をもっている人は、他にもいると思います。そう考えることは自由ですし、そう考えたからといって何も問題はありません。ただ、世の中にはテニスを楽しんでいる人もたくさんいるのです。20代ともなれば、世の中にはいろんな考えの人がいることを学び、日常の他愛ない会話では、自分と異なる考え方の人と気まずくならないように気遣えるようになっている人が多いと思います。急に「テニスをやる?」と聞かれたとき、すぐに自分の考えを述べるのではなく、「どうしてですか?」などといったん聞き返して、相手の質問の裏にある意図を尋ねるのが無難です。

Eさんの場合、先輩の質問に対して「どうしてですか?」と一言聞いておけば、テニスを一緒にやらないかという勧誘であることがわかり、断るにしても「チャラチャラしている」などと言わずに、もっと上手にできたでしょう。

女性は、わが国では男性よりもより相手への気配りを強く求められることが多いため、こうしたちょっとした場面での一言で気まずくなってしまうことがあります。この歓迎会のあと、Eさんは先輩たちから、「ちょっと上から目線で生意気な後輩」と見なされて、食事などに誘われなくなってしまいました。

冒頭にあげた、上司に失礼な口をきいてしまう人も、貸した本をどこまで読んだか根掘り葉掘り聞く人も、このカテゴリーに入ります。

自分の関心、やり方、ペースの維持を最優先させたい

ASDの人の興味・知識は、限定されていて、しかも深いことが多くあります。マニアといわれるほど、ひとつの興味分野に精通しているイメージです。半面、それ以外のものにほとんど興味をもちません。物の配置が一定でなければ落ち着かなかったり、幾何学的な図形やデジタルな情報を好んだりすることもあります。

また、特定の手順を繰り返すことにこだわったり、目的のない常同的な動作——た

とえばノック式のペンをカチカチしたり、指を鳴らしたり、爪を噛《か》んだり――を繰り返したりする人もいます。

自分が関心を抱いていることにこだわる特性は、別に悪いことではなく、むしろ専門性が求められる現代では、プラスに捉えられることも多いはずです。ところが、興味の赴くままに行動してしまうと、周囲からは社会性がないとみなされかねません。たとえば、ゴルフ好きで勝負にこだわるタイプの人を考えてみましょう。仲間内でプレイするときにはさして問題になりませんが、取引先との接待ゴルフで勝負にこだわってしまったらどうでしょうか。

普通、接待ゴルフならば、接待先には多少手加減することがあると思います。少なくとも、圧勝することは避けるでしょう。しかし、勝負は勝負とばかり、なりふり構わずに勝ちにいってしまうと、接待相手は呆《あき》れ、同僚は怒るはずです。

自分の置かれている状況と、自分の好きなようにしたいという執着心のバランスがとれていれば、このような傾向があっても問題はありません。「あの人ちょっとマニアックだな」と思われるかもしれませんが、異常視されるほどではないでしょう。そのバランス次第で、社会生活をスムーズに送ることができるかどうかが違ってくるのです。

急に予定が変わると大混乱

「自分のペースで物事を進めたい」という欲求が強いＡＳＤの人にとって、急な予定変更はなかなか受け入れられることではありません。何かにこだわりやすいという特性は、予定を立てたら、そのとおりになってほしい、という気持ちが強いことを意味します。

定型発達（発達障害ではない人）の人であっても、一般的には1日のスケジュールについてある程度の見通しを立てており、「今日はあれをやって、来客があって……」という具合にぼんやりと考えているものです。

その予定にゆとりがあるときは、多少変更があっても「まあ、そういうこともあるよね」と許容できます。また、それなりに人生経験を積んでくると、「たまにはハプニングがあるものだ」という知識を得ます。これはＡＳＤの人も同じで、成長とともにハプニングに対する耐性をもつことができるのです。

しかし、切羽詰まっているときに予定外のものが入ってくると、大混乱に陥ってしまうことがあります。ＡＳＤの人は、基本的には「シングルフォーカス（ひとつのことにしか焦点を当てられない）、シングルタスク（ひとつのことにしか集中できない）」です。定型発達の人と同じように複数の事柄を同時に考えることはできないため、とくに「わーっ」となってしまうのです。

ＡＳＤの人にマルチタスク（同時並列処理）は難しい。安全に物事を進めるならシングルタスクで──。これは会社の同僚や上司にぜひ覚えておいていただきたいことです。

感覚の異常や想像力の課題なども

これ以外に、感覚が特徴的であることがあります。ＡＳＤの人は、耳から入った情報に対する反応より、視覚情報に対する反応のほうが良好だ、ということは以前からよく知られていました。一度見たものが、写真を撮影したように目に焼き付いて、離れなくなる人もいます。

また、特定の感覚刺激が苦手な人や、逆に他の人が嫌がるような感覚刺激がまったく平気という、感覚過敏や鈍麻《どんま》がある人もいます。

ＡＳＤの人が苦手な認知機能として、他人の考えを推察すること（マインドリーディング）があげられます。また、見たことがない物や、これから起ころうとしていることを想像すること（イマジネーション）も得意ではありません。

逆に、記憶がものすごく得意で、興味があることは細部に至るまで事細かに覚えている人がいます。一度記憶するとなかなか忘れられず、不快な思いやつらい思いまで詳細に記憶に刻まれます。なかには、つらい思い出がなんの前触れもなく突然思い出されて（フラッシュバック）、心の不調を訴える人もいます。

普通、何かを経験して記憶すると、それを糧にして未来に活かすものです。ところが、ＡＳＤの人は経験したことを詳細に記憶する半面、未来を想像することがうまくできません。

あとで説明しますが、周囲の人がＡＳＤの人に何かを学習させようとして、あえて厳しい対応をすると、二次障害が起こってしまうことがあるのは、こうした記憶と想像力のギャップによるものです。

特性があっても障害になるとは限らない

さて、「障害」と呼んでも、「症」と呼んでも、それは医療や福祉などのケアの対象であることを表しています。しかし、「そそっかしい」という特性や「融通が利かない」という特性があっても、日常生活のなかでそれほど困っていない人もたくさんいます。

どこからが「障害」なのか、という基準は、じつは明確ではありません。DSM－5でADHDやASDの診断基準を見ると、特徴に関する記載、それらの特徴が子どものころから見られるという記載のほかに、「それらの特徴があることによって、学業や職業などに支障をきたす」ということが書かれています。つまり、日常生活のなかで誰かが困っているかどうかが、診断基準の項目に含められているのです。

発達障害に関しては、行動の特徴が診断基準にばっちり当てはまらない人たちのなかにも、日常生活を送るうえで困っている人が大勢おられます。本人の困り具合が深刻であれば、特徴の多い少ないにかかわらず、医療や社会福祉サービスなど、何かしらの支援は受けられるように考えるべきだと思います。

診断基準・診断分類について、少し細かい話をさせてください。

たとえば生物学では、脊椎《せきつい》動物を哺乳《ほにゅう》類、鳥類、爬虫《はちゅう》類、両生類などと分類していますね。が、なかにはカモノハシのように、卵を産んで母乳で育てるという、哺乳類、鳥類、爬虫類のどこに位置付ければいいのかわからない種もあります。生物の分類は、はじめに理論があるのではなく、実際に存在する生物を経験に基づいて分けていくところから始まっています。だから、最初は典型的でたくさん存在する生物から始めていき、だんだんと稀少《きしょう》種の分類へと進みます。そうすると、それまで考えていた分類では当てはまらないことが次々と起こってくるものなのです。

医学の診断分類も同様です。ＡＤＨＤにしてもＡＳＤにしても、当初は特徴がとても目立つ典型的な症例が報告されて、そこから名前が付けられて定義が決められました。その後、経験が蓄積されるにつれて、当初よりも典型的ではない多彩な特徴をもつ症例が見いだされるようになり、スペクトラム概念が導入されるなどして拡大してきたのです。

診断分類の目的は、大きく分けて2種類あります。ひとつは研究や統計を行うこと、もうひとつは実際に患者さんを治療することです。研究や統計が目的の場合、典型的な症状の人たちを厳密に判断して、研究者同士でなるべく分類にずれが生じないようにしています。たとえば、100点満点のテストで、85点までを合格とする場合、84点は不合格とするようなイメージです。一方、実際の患者さんを治療する場合は、狭い枠組みだと診断に入り切らず、治療を受けられない人がたくさん出てきます。したがって、患者さんにとって、なんらかの診断があったほうがメリットがある場合、やや広めの枠組みで積極的に診断をすることになります。85点で足切りするのではなく、必要に応じて84点とか、場合によっては80点でも合格にするようなケースがあるのです。

本書では、とくにADHDとASDについて、発達障害の特性がある状態と、そのうち発達障害として医療や福祉の対応が必要な状態とを区別しておきます。

「そそっかしい」という特性を「注意欠如・多動」（attention-deficit / hyperactivity＝ADH）と呼ぶことにします。そのなかで、日常生活に支障をきたして困るために医療や福祉の対応が必要な場合の診断名が「注意欠如・多動症」（attention-deficit / hyperactivity disorder ＝ＡＤＨＤ）です。同様に、**「融通が利かない」という特性を「自閉スペクトラム」（autism spectrum ＝ＡＳ）と呼ぶことにします。**そのなかで、日常生活に支障をきたして困るために医療や福祉の対応が必要な場合の診断名が「自閉スペクトラム症」（autism spectrum disorder ＝ＡＳＤ）です。

私は30年の精神科医としての経験の大半を費やして、就学前の子どもが成人に至るまで、一貫して観察する機会に恵まれました。ここで学んだ最も重要なことは、発達障害の症状の軽重と社会適応の良否が必ずしも比例しないということでした。症状の重い人たちは、たしかに社会適応が困難であることが多いのが事実です。しかし、症状が軽いからといって、社会に適応できるとは限らないのです。

私はこれまでに、ＡＳの特性はあるけれども日常生活の支障はないため、ＡＳＤと診断する必要はない人たちがかなりの数いることを指摘し、「非障害自閉スペクトラム」と呼んでいます。このことは、ＡＤＨＤにも当てはまります。つまりそそっかしいＡＤＨの特性はあるけれどもＡＤＨＤと診断する必要はない人たち、つまり「非障害ＡＤＨ」と呼べる人たちも、かなりの数いるのです。

非障害ＡＳ、非障害ＡＤＨの人たちの多くは、発達障害の症状としては軽症です。

『「発達障害の特性があること」と「発達障害」との関係』

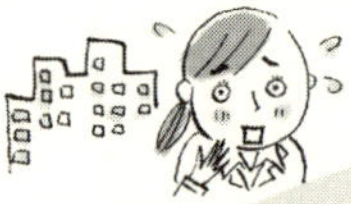

「そそっかしい」という特性がある
＝ADH（注意欠陥・多動）

そのうち、
「そそっかしい」ことで
生活に支障がある
＝ADHD（注意欠陥・多動症）

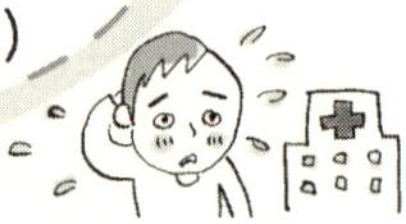

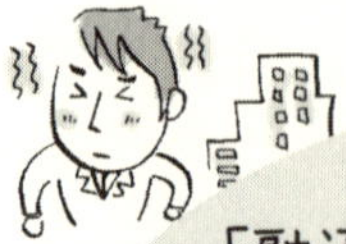

「融通が利かない」という特性がある
＝AS（自閉スペクトラム）

そのうち、
「融通が利かない」ことで
生活に支障がある
＝ASD（自閉スペクトラム症）

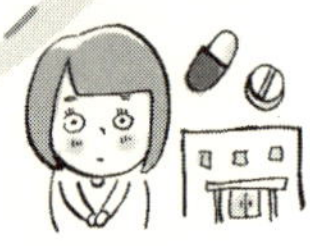

※本書では、
そそっかしいけれども生活に支障がない場合を「非障害ADH」
融通が利かないけれども生活に支障がない場合を「非障害AS」
と表記しています。

一方、同じ程度の軽症であっても、発達障害の特性を見過ごされていた人たちが、思春期以降に深刻な抑《よく》うつ状態に陥ってしまい、社会に参加できなくなったりするケースも多いのです。

私たちがこれまでに行った調査では、なんらかの発達障害の特性があると思われる子どもが10％程度以上に達している地域が、国内でも複数あります。アメリカ疾病予防管理センター（CDC）のウェブサイトには、アメリカ国内の3歳から17歳の子どもの6人に1人（15％）がなんらかの発達障害をもっていると書かれています。左利きやAB型の頻度が10％程度といわれていますので、発達障害の特性のある人の割合は、少数派とはいえけっして無視できません。

これらの人たちが社会のなかでうまく生活していくためには、多様な個性を尊重し、得意なことと苦手なことをうまく補い合い、助け合いながら生活していく風土をつくっていくことが重要だと思うのです。

第2章

人生を左右する「育ち方」

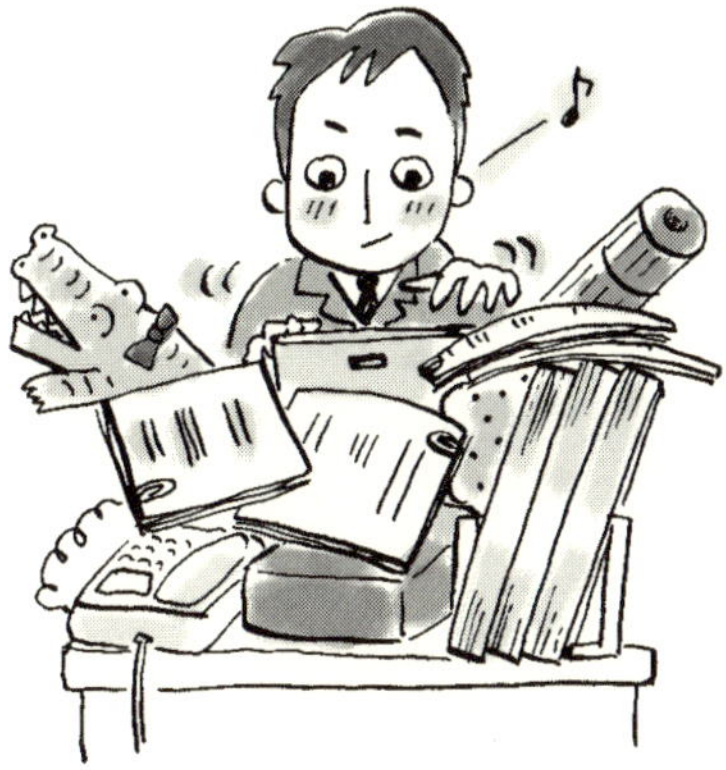

感情が不安定だと生活に支障をきたしやすい

会社や学校などで、他の人と歩調を合わせられない人や〝空気を読めない人〟のことを、「あの人はアスペだ」などと揶揄《やゆ》する人がいます。

また、大事なものを忘れてしまったときや、遅刻してはいけない場面で遅刻してしまったときなどに、「自分はなんでこんなことができないんだろう、きっとADHDに違いない」などと、「発達障害」を言い訳のように使う人も少なからずいます。

ところが、「あの人は発達障害だ」「自分は発達障害かもしれない」と思っている人たちが問題にしていることのなかには、発達障害以外の要因で起こるものがたくさんあります。仮に、ある人に発達障害の特性があったとしても、それだけで問題になるわけではありません。

発達障害の特性の多くは、認知や行動に関する心理学の言葉を用いて定義されています。たとえばADHDの特性は衝動や注意の制御、ASDの特性は対人コミュニケーションや興味、限局性学習症の特性は読字、書字、計算の問題で定義されているのですが、じつは、これらの問題があっても、それだけで生活に支障をきたすとは限りません。

では、何が問題になるのでしょう？　それは、感情の問題です。忘れ物やミスをしても、冷静に事後対応を行えば、なんとか帳尻《ちょうじり》合わせができることは多いのです。でも、ミスをしてカッとなり、焦ってミスを重ねてしまうと事が大きくなります。

たとえば、空気を読むのが苦手でも、「その話はあとにしてもらえますか？」と言われて冷静に話をやめることができれば、何も問題ありません。でも、指摘されたら機嫌を損ねるようだと、周囲の人から敬遠されてしまいます。あるいは指摘されるとすぐに落ち込んでしまうようだと、本人のストレスが強くなってしまいます。

発達障害の特性があることに加えて、興奮しやすい、機嫌を損ねやすい、落ち込みやすいなどの感情の不安定さがあることによって、生活上の支障をきたしやすくなるのです。

発達特性だけでなく「育ち方」で社会適応が左右される

発達障害の特性は生まれつきのものであり、親の育て方が原因で発達障害を「発病」することはありません。では、感情についてはどうでしょうか？　生まれつき、あるいは頭部外傷などによって、感情のコントロールを担う脳の部位の機能に異常が見られる場合も、感情が不安定になります。しかし、もっと多いのは、「育ち方」による影響です。

一般の人でも、安心できる環境で伸び伸びと育てば、感情が安定した大人に成長します。逆に、いつも緊張させられる環境や、叱られてばかりの環境で育つと、感情が不安定になりやすいものです。いまの社会環境では、一般の人たちなら平気でも、発達障害の特性がある人にとっては安心できず、常に不安と緊張に満ちた状態に追い込まれやすいのです。

大人になってから発達障害ではないかと思い、病院や相談機関を訪れる人たちの多くは、自分の特性について悩んでいます。つまり、不安が強い状態です。また、会社などでトラブルになりやすく、「あの人は発達障害ではないか」と周囲から思われる人たちの多くは、本人に問題を指摘すると素直に話を聞くことができず、感情的になってしまいます。そうした感情の問題は、育ち方の影響を受けている可能性が大いにあるのです。

「育ち方」の４つのタイプ

私は、幼児期に発達障害と診断された子どもが大人になるまでの経過をたくさん見てきました。それを踏まえて家族、友人関係、学校などの環境要因の影響を受けた「育ち方」に注目し、４つのタイプに分類しています。それらを順に紹介していきましょう。

念のために再度強調しておきますが、発達障害は先天的なものであって、育て方が原因ではありません。「育て方が悪かったから発達障害になった」ということではないのです。しかしながら、本人が発達障害の特性をもっているのに、まわりがそれに応じた対応をしなかったら、本人は感情の不具合を起こす可能性がある――。それが、「育ち方」の意味です。

職場などで課題を抱えている人がいるとき、いまの状態だけでなく、その人がどんな育ち方をしてきた人なのか、そのバックグラウンドを理解することで、対応を考えるための一助になると思います。また、子育てをしている方ならそのヒントにもなるでしょう。それでは以下に、育ち方の4つのタイプを紹介します。

①真面目で信頼できる性格に育つ「特性特異的教育タイプ」

発達障害の特性に応じて、必要な課題を適切にあたえられた育ち方のタイプです。たとえば、ASの人の場合、耳から入る情報より、目から入る情報のほうが理解しやすいので、言葉でクドクド言うのではなく、課題を絵や文字にして示すなどの工夫が求められます。また、興味に偏りがあるので、本人が興味をもちそうなものをうま

『特性特異的教育タイプ』

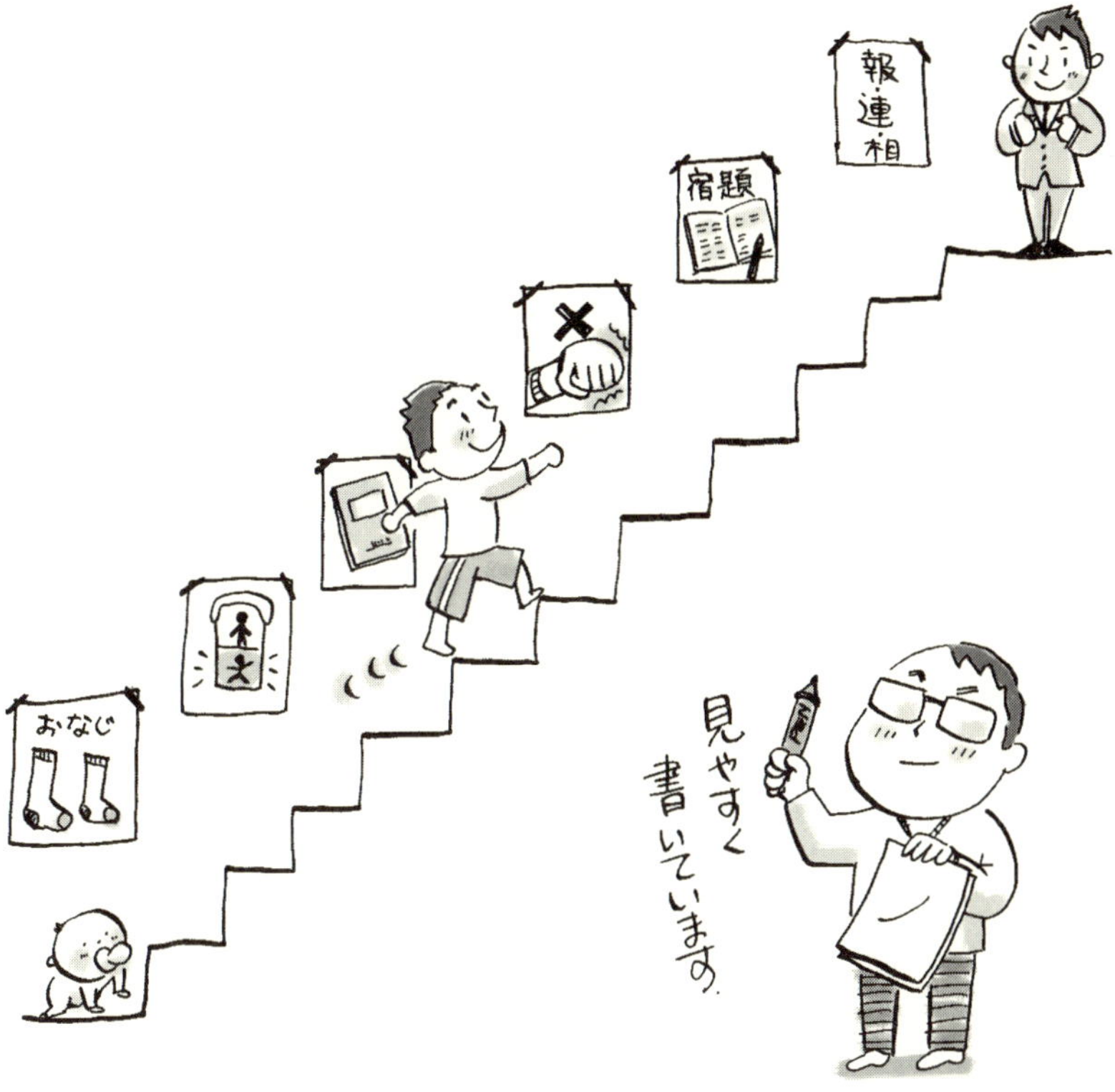

く課題に取り込むことも大事です。課題は、短期間に達成可能なものを中心とし、自己肯定感を下げないように留意する必要があります。困ったときは、気軽に相談できる人がまわりにいることも重要です。

これらのことが保障されて育った人は、たとえ発達障害の特性があったとしても、感情が安定し、真面目で信頼のおける性格になります。得意なことに自信をもち、苦手なことがあってもそれほど自己肯定感を下げることなく、他の人に相談しながら無理なく生活できるようになります。

②不信感や猜疑心《さいぎしん》が強くなる「放任タイプ」

発達障害に対する理解が、まったく得られない環境で育ったタイプです。

先ほども触れたように、ＡＳの人は耳から入った情報の処理が苦手です。そこで、絵や文字で指示するなどの工夫が求められるのですが、それを一切せずに、たとえば「おもちゃを使い終わったら片付けなさい」と口頭で言うだけの親がいます。これだと、ＡＳの人には情報が伝わらないことがしばしばあります。ＡＤＨの人の場合、

『放任タイプ』

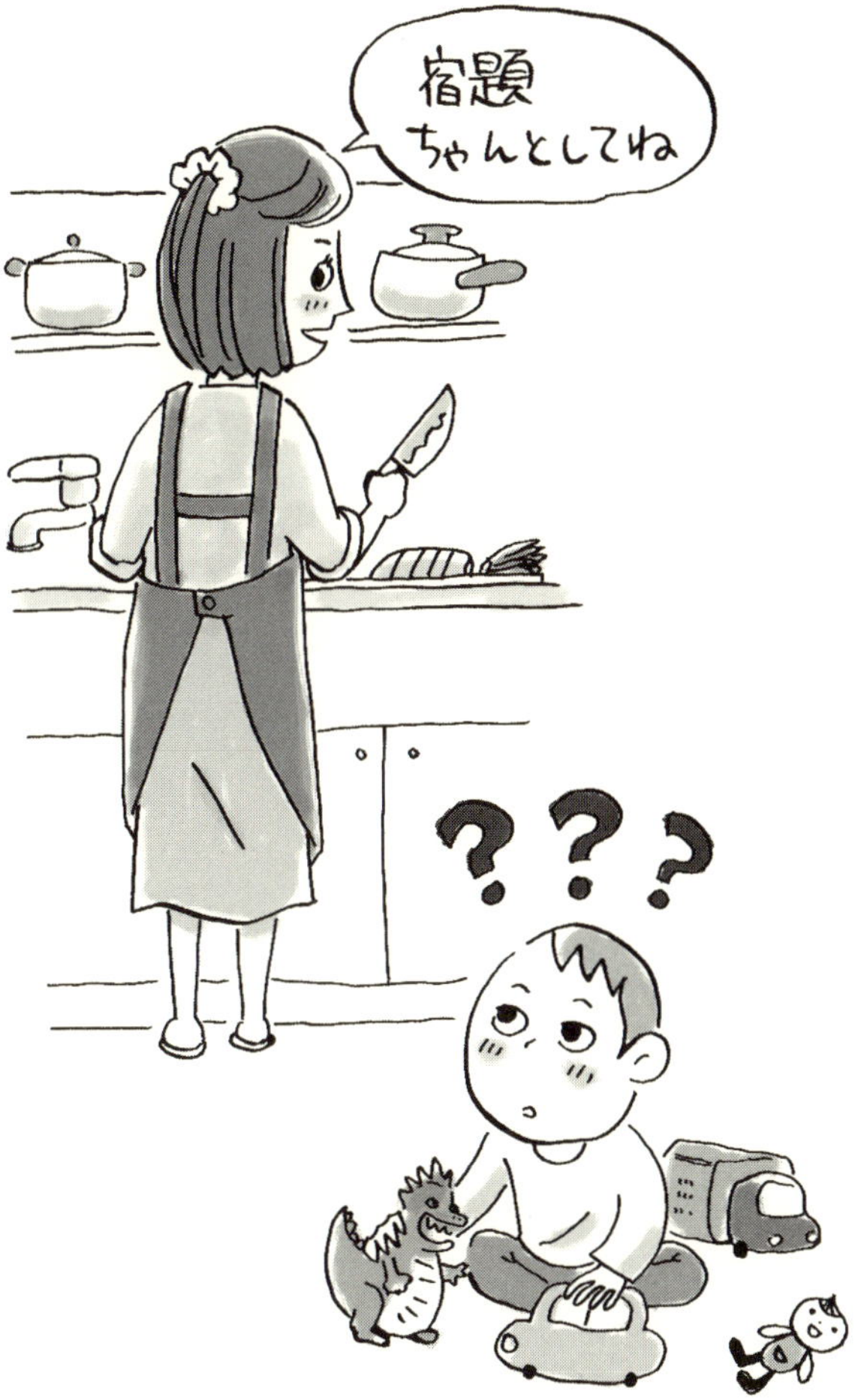

長々と説明されると、途中で集中力が切れてしまうため、やはり口頭指示のみでは情報がなかなか頭に入りません。

したがって、特性を理解せずにいると、情報が伝わっていない相手に対して「何度言ったらわかるの⁉」「いつになったらできるの⁉」と繰り返し大声で注意することになります。しかし、そもそも本人が「片付けはしなければいけないもの」ということを学んでいないので、できるようになるわけがないのです。

親は、きちんと教育しているつもりでしょうが、そのじつ、放任――ネグレクトしているのとなんら変わりはありません。

ネグレクトされた子どもは、「ある状況で、どういう行動を取ればいいのか」という情報をきちんと教えられていません。たとえば「信号が赤だったら止まる」というルールを知らずに、赤で進んだり、青で止まったりすることが起こるのです。たいていの場合は的はずれなことになるので、失敗して叱られることが多くなります。

定型発達の子どもならば理解できる情報の伝え方でも、発達障害の特性がある子どもだとうまく伝わりません。失敗することが多く、周囲も叱ることが増えるという悪循環に陥りやすくなります。その結果、人への不信感や猜疑心が強くなり、すぐに機嫌を損ねたり怒ったりするなど、感情のコントロールが悪くなるのです。そして、さまざまなかたちで周囲と軋轢《あつれき》を生じた結果、他者への攻撃性を示したり、孤立したりするなど、社会不適応の状態に陥る可能性が高まります。

③自信と意欲の低下を招く「過剰訓練タイプ」

保護者や教師などが、子どもに発達障害の特性があることを受け入れられず、苦手なことを克服させようとしすぎることで、本人にとって過重な課題を与え、結果として複雑で深刻な二次障害（後述）が現れてしまうものです。

大人からの干渉が強く、より苦手なことの克服を要求されます。本人のキャパシティを超えた訓練を要求されるような環境にさらされ続けることになるので、やがて何ごとに対しても、自信も意欲もなくなってしまいます。

たとえば親が高学歴で、本人に軽度の限局性学習症があるケースを考えてみましょう（実際、こういうケースは珍しくありません）。親に、かなり背伸びをしたレベルの大学に入ってほしいと願われ、いくつもの塾に通わされるとどうでしょうか。親と

高学歴親『過剰訓練タイプ』

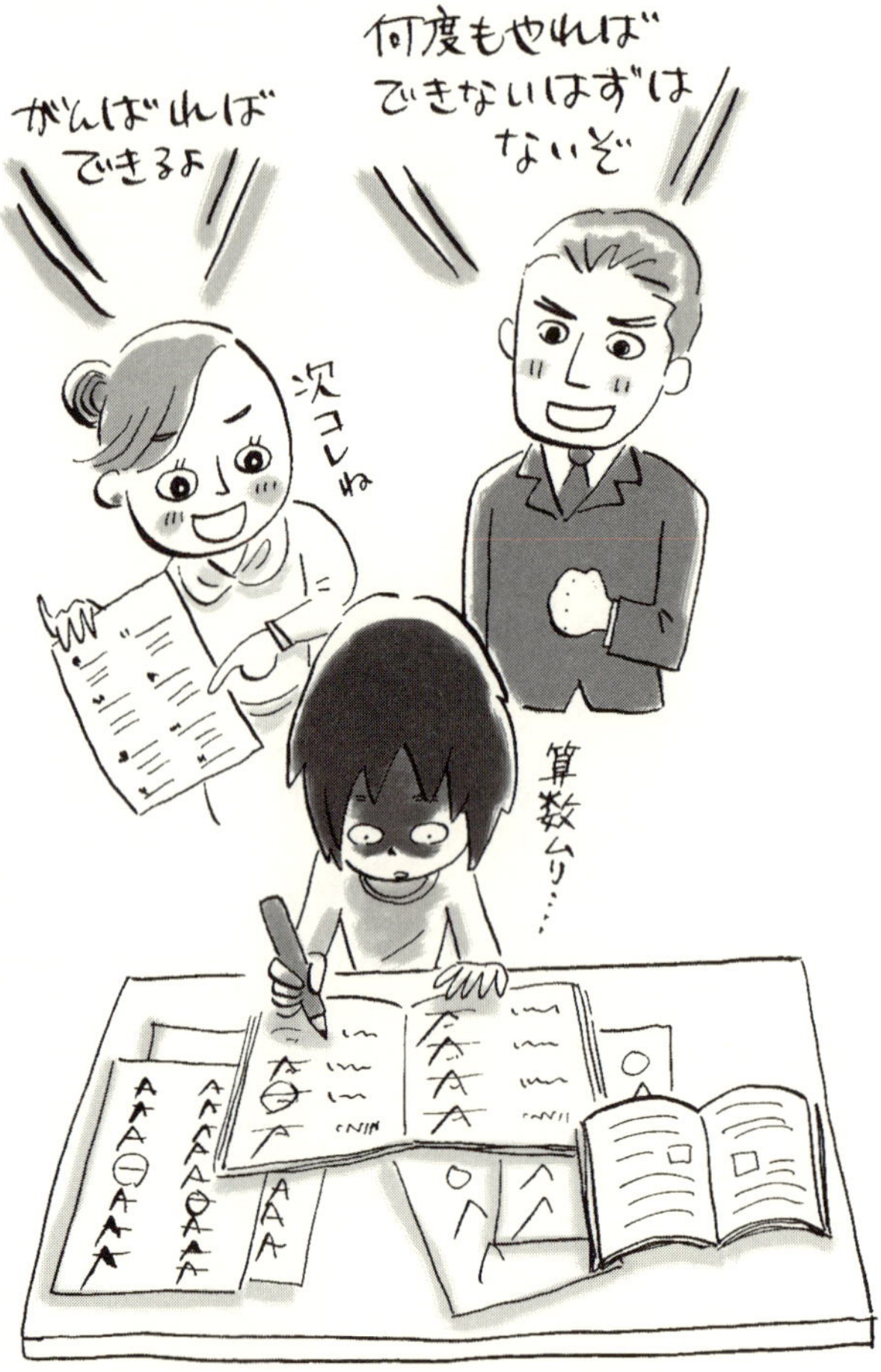
何度もやればできないはずはないぞ
がんばればできるよ
次コレね
算数ムリ…

しては、よかれと思ってやらせているのでしょうが、本人は気の休まることがありません。逆立ちしても無理なことをやらせるのは、心理的虐待に相当します。こんなことを続けていると、うつや不安が強まったり、問題行動を起こしてしまったりしても不思議ではありません。

過剰訓練タイプの親の元で育った人は、自己肯定感が低く、将来に対する意欲が乏しくなってしまいます。また、「親の求めに応じることができないと、自分は認められない」と考えてしまい、歪《ゆが》んだかたちで親への承認欲求を募らせてしまう人もいます。自傷行為などの問題行動が現れる場合もあります。

④社会人になってからつまずく「自主性過尊重タイプ」

保護者や教師が、発達障害のある本人の得意なことを伸ばすことだけを重視した育児や教育を行ったタイプです。得意なことを十分にやらせ、苦手なことは無理にやりすぎないのはたしかに理想ですが、自主性過尊重タイプでは、得意なこと以外は保護者が代理でやってしまい、本人に一切経験させないことがあります。たとえば、子どもが勉強だけはとてもよくできるので、親や周囲も含めて「勉強さえできればなんとかなる」と思い込んでしまった場合です。

このタイプは、自己肯定感は高い状態が保たれますが、一方で生活に必要な実践的な力が身に付きにくくなります。

本人は得意な勉強をがんばって、立派な学歴を重ねていきます。しかし、社会人になるとどうでしょうか。学校という、勉強に最適化された環境だからがんばれていたのですが、その環境を失うと、とたんに足元がぐらつきます。有名大学を卒業していても、そのわりにはできないことが多く、「学歴が高くても仕事はうまくできない」という評価をされてしまいかねません。

また、親たちが「苦手なことは一切させない」という態度だと、本人は「好きなこと以外はやらなくていいんだ」という価値観になってしまいます。ある程度自分の能力に自信をもつのはいいことですが、他者から見ると傲慢《ごうまん》なヤツだという印象を抱かれかねません。

その一方で、勉強以外のことはほとんど経験していないので、「俺ってこんなにいい経歴なのに、なんでこんなことすらできないんだろう」と悩みが深くなってしまう

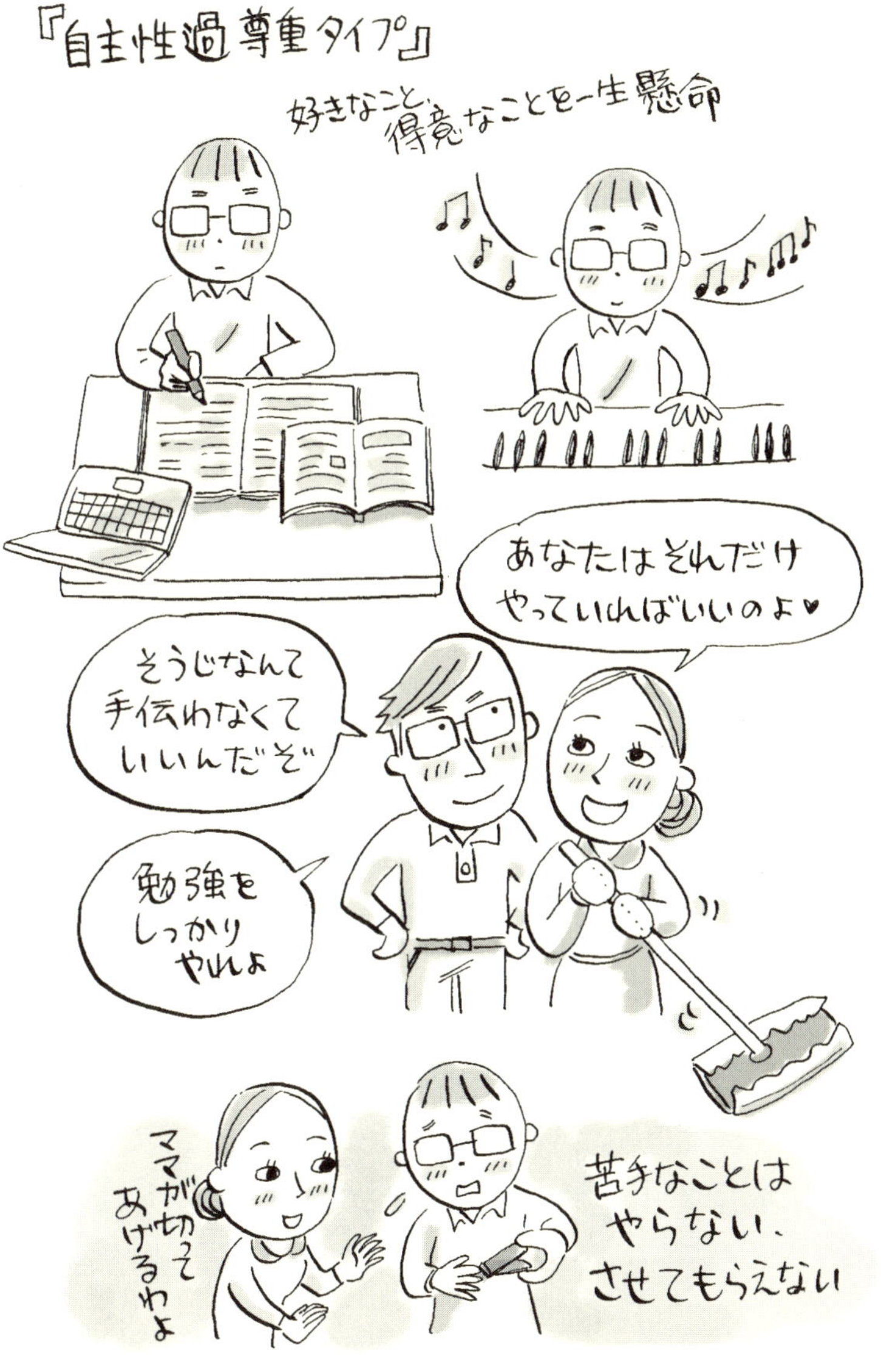
『自主性過尊重タイプ』
好きなこと、得意なことを一生懸命
あなたはそれだけやっていればいいのよ♥
そうじなんて手伝わなくていいんだぞ
勉強をしっかりやれよ
苦手なことはやらない、させてもらえない
ママが切ってあげるわよ

のです。そのくせ、周囲が注意しようとしても、なかなか受け入れることができず、コミュニケーションが成立しない場合もあります。

「放任タイプ」と「過剰訓練タイプ」の育ち方をした発達障害の人たちは、就職しても自己肯定感が低く、自信や意欲がなかなかもてません。また、些細《ささい》なことでキレてしまうため、孤立しがちな人もいます。これらの育ち方のタイプでは、本人自身もつらさを感じるため、自ら受診や相談に訪れるケースが比較的多いと思われます。

一方、「自主性過尊重タイプ」の場合は、本人がまったく困っていない段階で、周囲が「ちょっと新入社員に困った人がいるんだけれど……」と産業医や産業保健師に相談するケースが多くなると思われます。

発達障害の可能性のある人に関して何か問題を感じたとき、発達障害の特性だけでなく、こうした育ち方の問題もあることを、ぜひ知っておいてください。

社会適応に必要なのは「自律スキル」と「ソーシャルスキル」

さて、大人が社会のなかでうまくやっていくためには、何が必要でしょうか？　私が提案しているのは、「自律スキル」と「ソーシャルスキル」です。

「自律スキル」とは、適切な自己評価をもち、自分にできることは確実に行う意欲があって、同時に自分の能力の限界を知り、無理をしすぎない、という力です。

「ソーシャルスキル」とは、社会のルールを守ろうとする意欲があり、自分の能力を超える課題に直面したときには、誰かに相談することができる力です。

たとえば、上司から何か仕事を与えられたとき、期限までにそれをひとりでできそうかどうかを判断することは、とても重要です。「自分ひとりでできるはずだ」と判断して取り組んだのに、実際にはとても大変で、期限がきても完成しなかった、ということでは、社会人としては問題です。この場合、自分の能力を過大評価していたので、「自律スキル」が十分ではなかったということです。

一方、自分ひとりでは解決が難しいことなどを上司に相談し、失敗を防ぐことができれば問題ありません。これが「ソーシャルスキル」です。能力が高くても、これらのスキルが身に付いていなければ仕事はうまくできません。どんな能力の人でも、ベテランであろうと新人であろうと、これらのスキルをその人なりに身に付けることは、十分に可能です。

発達障害の特性がある人で、仕事がうまくいかない場合、これらのスキルがうまく習得できていないことがあります。たとえば、明らかに能力を超えた大量の仕事を抱え込んでしまい、そのことを誰にも相談できずにアップアップになるようなことを繰り返してしまうのです。

残念ながら、現在のわが国の教育システムでは、「自律スキル」も「ソーシャルスキル」も教えられていません。それどころか、発達障害の特性がある人にとって、現在のわが国の教育システムだとこれらのスキルを身に付けることが阻まれてしまう恐れすらあるのです。

わが国の義務教育では、いっせいに皆同じプログラムを課せられる一方で、「できない」とは言わせてもらえません。「先生、これ、わからないんですけど」と言うと、

「お前、何年生なんだ？　それくらいできるはずだから、自分で考えろ」と怒られておしまい、というカルチャーがあります。

一般の子どもたちは、友だち同士で相談するなど、先生や親以外の相談相手を見つけながら自然に「自律スキル」と「ソーシャルスキル」を学んでいきます。しかし、友だちをつくることが上手ではない発達障害の人たちの場合、学校で「できないのは自分が悪い」「人に相談すると叱られかねない」ということを刷り込まれてしまい、極端な話、学校生活に真面目に取り組めば取り組むほど、実社会では通用しない大人になりかねないのです。

さらに言うと、私は「高い学歴を積めばなんとかなる」という価値観にも疑問をもっています。いい学校を卒業するということと、本人にとって最適な会社に入って幸せに暮らすということとは、イコールの関係ではありません。たとえば超一流大学を出ても、その人に最適な仕事は、国家公務員上級職や一部上企業のエリートビジネスマンではないかもしれないのです。

特性に合わないことを強《し》いられると より深刻な二次障害に

親や周囲が、本人の特性を理解し、適切な対応をしていれば問題ありませんが、大人になってから相談に来られる方の多くは、もともとの発達障害に加えて別の症状を併発しています。うつや不安に代表される、いわゆる二次障害です。

発達障害には早期対応が望ましいといわれるのは、発達障害を放置しておくと、より深刻な二次障害に至ってしまう可能性が高いからです。二次障害を発症してしまうと、不調の原因を探るのが大変で、治療には相当の時間がかかります。

たとえばうつ症状を訴えて来院する方のなかには、発達障害の特性が隠れている人がときどきおられます。ギャンブル依存のように何かにのめり込んでしまう方も、背景に発達障害があることがあります。単純なうつ症状と、背景に発達障害がある方のうつ症状では、治療のアプローチが少し違います。見誤ると「いくら治療してもよくならない」ということになりかねないので、注意しなければならないのです。

では、発達障害の大人は、どのような二次障害に至りやすいのか、確認しておきましょう。家族や同僚など、周囲の大人がその兆しを見つけることもあるでしょう。発達障害は早期発見が大事といいましたが、二次障害でもそれは同じです。

身体に変調をきたす「不定愁訴《ふていしゅうそ》」

二次障害で最も頻度が高いのが、さまざまな身体的な不定愁訴です。ストレスが強くなると体調が悪くなることは、定型発達の人たちでもあります。さらに、発達障害の特性がある人にときどき見られる感覚過敏の症状がある人は、自律神経の乱れによって頭痛や腹痛などが生じたときに、それらの感覚を敏感に感じ取り、身体症状として認識しやすくなると思われます。

自己肯定感低下と気分の落ち込みを特徴とする「うつ」

うつも頻度の高い二次障害です。自己肯定感が低下し、気分の落ち込みや意欲の低下、睡眠の異常（寝つきが悪い、寝ても夜中や早朝に目が覚めて熟睡できない）、食欲の低下、性欲の低下、理由の不明確な悲哀感情、ときに希死念慮《きしねんりょ》（生きていても仕方ない、いっそ死んでしまいたいという気持ち）などの症状が現れます。

ＡＳの特性のある人のうつは、他の人からはわかりにくいことがあります。極度の抑《よく》うつ症状を訴える場合もありますが、まったくうつとは見えないのに、じつは抑うつ状態になっている場合もあります。

定型発達の人たちに見られることのある典型的なうつ病の場合、倦怠感《けんたいかん》、疲労感、動悸《どうき》などが見られ、朝は調子が悪いけれども夕方になると動けるようになるなどの「日内変動」があります。ところが発達障害の二次障害としてのうつの場合、これらの症状がはっきりしないことが少なくないのです。また、仕事ややりたくないことをする意欲は極度に低下するにもかかわらず、何もしないでじっとすることもできないため、趣味などの好きなことはある程度やっていないとつらくなってしまいます。そのような状態から、ときに「趣味はできるのに仕事を休むのは、本当はサボりではないか」などと周囲から誤解されてしまう恐れがあります。

じっとしていられないということは、ゆっくり休んで楽に過ごすことができないということです。

本来、うつになったときの対応でいちばん大切なことは、ゆっくり休むことです。したがって医者はうつの人に対して、「つらいことをいったん棚上げして、のんびり楽に過ごしましょう」などとアドバイスします。しかし、発達障害の特性をもってい る人、とくに「過剰訓練タイプ」の育ち方をしてきた人は、それまでのんびり楽に過ごした経験がないので、どうすればいいのかわかりません。どうすれば「楽」という状態になるのかを一生懸命考えてしまって、かえって気疲れしてしまうのです。

仕事をせず、ひきこもって家でスマホやインターネットばかり見ているなどという状況は、外からは、楽をしているように見えるかもしれません。が、肉体的には何もしていないけれども、じつは心の中で悶々《もんもん》としているとしたら、まったく休めていないことになります。それを見極めなければいけません。

「特性特異的教育タイプ」で育てられた人は、得意なことには自信をもっている一方で、苦手なことも比較的苦手意識が薄いので、うつになる確率は低いといえます。ところが「過剰訓練タイプ」で育てられた人は、得意なことは当然、がんばらなくてはいけないし、苦手なことはよりがんばらなくてはいけないという価値観をもっています。つまり、「努力をし続けることが人間のあり方だ」と思い込んでいる人が多いのです。

そういう人がうつになったとき、「○○をしたほうがいいよ」などとアドバイスされると、それを新たなノルマとして取り込んでしまいます。それが「ゆっくり休んだほうがいいよ」というアドバイスであったとしてもです。「あ、こういうこともしなければならないのか」と余計に負荷がかかってしまい、本人が追い込まれることになるのです。

発達障害の人がうつになってしまったとき、周囲の人が最もやってしまいがちなことなので、「軽はずみにアドバイスをしないほうがいい」と覚えておいてください。

発達障害の人がうつになったときは、助言されるよりも、「ああ、こういう状況なんだね」とわかってもらえることのほうが大事です。それを言葉にしてあげると、本人は少しホッとします。対応としてはそれで十分という方も大勢いらっしゃいます。

うつ症状を訴える発達障害の人のご家族は、どちらかというと、折り目正しい、きちんとしている方が多い印象があります。家族の会話のなかでも「○○すべきだ」とか「××はダメだ」といったセリフが出てくるので、うつ症状がない人でもつらくなってしまいかねません。

これに対して、ご家族に、のんびりした性格で、少しアバウトにさえ見えるメンバーが多い環境だと、発達障害の人でも深刻なうつにはなりにくいようです。

悪い予感にさいなまれる「不安症」

嫌なことばかりが続いていると、またよくないことが起こるのではないかと、常に心配で、気が休まらなくなります。このような状態を「不安症」といいます。

ＡＳの特性のある人たちは、過去の経験をとてもよく記憶するのに比べて、経験したことのない未来を想像することが苦手というギャップがあります。このような特性のある人たちが、もしこれまでにつらい経験ばかりしていると、なおのこと将来について明るく前向きな予想をすることが難しくなります。したがって、「放任タイプ」や「過剰訓練タイプ」の育ち方をしてきて、親からの叱責や対人関係のトラブルや失敗体験を多く経験してきた人たちの多くが、社会参加すること自体に対して不安が著しく強くなっています。

無理な目標を自ら課してしまう「過剰なノルマ化」

ＡＳ特性のこだわりは、それが絶対的なノルマになってしまうことが少なくありません。とくに、何かでストレスを強く感じ、追い込まれたときには、自分のこだわっているものをノルマにして、そのことに没頭することで、気持ちを少しでも立て直そうとする人が出てきます。

ノルマ化が病的に強まる方がときどきいらっしゃるのですが、なかには「私は高校のとき、数学が苦手だったので、なんとしてでも大学の数学科に入って、みんなを見返してやりたい」というような希望をもっている人がいます。意欲があっていい、と思われる方がいらっしゃるかもしれませんが、よく考えるとこれはまったく理屈に合いません。大学というのは得意科目を勉強する場所です。苦手科目を克服するために大学に行くというのは、合理的とはいえません。

勉強が得意ではなかったのに、「人一倍勉強して超一流大学に入らないと、まともな人間にはなれない」という考えになってしまった人もいました。

このような考え方を、私は「逆説的高望み」と呼んでいます。先ほど紹介した「過剰訓練タイプ」の育ち方をした人に多い現象です。

こだわりに葛藤が加わった「強迫症」

ASのこだわりがさらに強まったとき、そこにさらに、「こんなことをしてもしょうがない、とわかっているのに、なぜこんなことをやっているんだろう」という葛藤が加わってくると、「強迫症」という状態になります。手洗いがやめられないとか、鍵をかけたかどうか何度も確認をする、などが代表例です。

手洗いがやめられない人は、「手にばい菌がついている」という考えが頭から離れません。このため、1度や2度の手洗いだけでは気が済まなくて、何度も洗ってしまうのです。何度も洗ったので、ばい菌はもう付いていないはずだと頭では理解していても、もしかするとまだ汚いかもしれない、という不安がぬぐえずに、葛藤するのです。

何かがやめられなくなる「依存症・嗜癖《しへき》」

アルコールなどの依存症や特定の物などへの嗜癖もよく見られる二次障害です。アルコール依存症は以前から知られています。他にタバコをやめられない、ギャンブルをやめられない、などの問題もあります。さらに近年では、インターネットやゲームに没頭してしまう人たちが増加しています。そのなかに、発達障害の特性のある人も含まれます。

ショックな出来事がありありとよみがえる「PTSD」

震災などのような、自分ではどうにもできないショッキングな出来事に遭遇すると、その経験がトラウマ（心の傷）として残ります。すると、トラウマに関連した場所や話題を避けるようになったり、ちょっとしたきっかけでフラッシュバック（突然、鮮明に思い出す）してパニックを起こしたりします。そういう状態を「心的外傷後ストレス障害」（post-traumatic stress disorder ＝ＰＴＳＤ）といいます。

ＡＳ特性のある人は、一般の人から見るとそんなに大きな出来事ではないようなエピソードをフラッシュバックして、激しい感情反応が起こることがあります。たとえば、何年も前の小学校時代に、担任の先生がほかの子を激しく叱っていた場面が突然フラッシュバックしてきて、パニックになったりするのです。

そういうことが起きる理由はよくわかっていませんが、ＡＳ特性のある人は、デジタルカメラで撮影したように記憶が細部まで鮮明に保持されることが多いため、他の人にとっては取るに足りない小さな事柄でも、長いあいだクリアに覚え続けていることと関連があるかもしれません。

過剰な感情反応

発達障害の特性のある大学生のエピソードです。ゼミの発表で教授から準備不足を指摘されました。「このままでは卒業させることはできないぞ」と言われたところ、そのショックで、翌日から何ヵ月も学校に行けなくなってしまったそうです。

おわかりのように、教授の真意は「卒業させない」ということではありません。「このままでは及第点をあげられないけれど、もっとがんばってレポートをブラッシュアップすれば、卒業させてあげるよ」という意味です。しかし、「このままでは」が彼の耳には届いておらず、「卒業させることはできない」だけが印象に残ってしまい、大きなショックを受けたわけです。

ただ、言葉を間違って受け取っただけでは、彼はここまで落ち込むことはなかったでしょう。それまでの生活のなかで、なんとなく自分に自信がなくなっていたり、モヤモヤする気持ちがあったりして、「このままで大丈夫かな」と不安に思う気持ちが膨らんでいるタイミングで教授にショックなことを言われたので、不安が増幅してしまったのだと考えられます。

このように、慢性的になんらかのストレスを受けていたり、自信を失ってしまっていたりすると、何かの拍子に爆発してしまいかねません。その意味で、ストレスを受け続けるような育ち方をしていないか、周囲の人は振り返ってみることが必要です。

無理に周囲に合わせて疲弊してしまう「過剰適応」

「空気を読め」「まわりに合わせろ」「人と違うことはするな」――。日本ではあまり目立たず、周囲と歩調を合わせることが求められます。普通の日本人は、そのような態度を自然と身に付けますが、ＡＳの人にとって、周囲に合わせることは非常に困難です。

それでもなんとか他の人に合わせようとすると、「過剰適応」という状態になり、心身にさまざまな変調をきたすリスクが高まります。

Ｙさんは50歳の女性です。大学の文学部を優秀な成績で卒業したＹさんは、25歳のときに結婚し女の子を出産。子どもと遊ぶのは好きでしたが、人形遊びをするときに、キャラクターに合わせて「○○ちゃん、遊ぼう～」などのように即興《そっきょう》で声色を変えたりするのは好きではありませんでした。ママ友や、のちにＰＴＡ活動で知り合ったなかで少数の気の合う友だちはいましたが、幅広くみんなと交流するのは疲れるので、必要最低限にとどめていました。

子どもが大学に入学し、子育てが一段落したので、自分も働こうと事務のパートを始めます。仕事はミスなく着実にこなすので、すぐに職場で信頼されるようになりました。しかし、仕事が週に2回だったときはよかったのですが、頼まれてフルタイム勤務になると、同僚たちとの人間関係に悩むようになりました。

女性が多い職場で、昼食を数人で一緒に食べるのですが、そこで他の人たちが話す話題にまったく興味をもつことができず、基本的には黙って聞くことが多いのです。たまに自分が興味のある小説やドラマの話題が出たときには、ある程度雄弁になりました。同僚から、「興味があるときとないときの態度がずいぶん違う」と指摘されたこともあります。

また、同僚には時間にルーズな人や片付けが雑な人がいて、今度はこちらから指摘しようかと思うのですが、細かく注意しすぎると気を悪くするかもしれないと思い、実際に注意をしたことはありません。こうしたことを、家に帰ってからも考え込んでしまうことが増えました。

フルタイム勤務になってから半年ほどしたころから、Yさんは体調と気分の変化を自覚するようになりました。夜中に頻繁に目が覚め、朝起きるのがつらくなり、頭も重く、それでも「仕事に行かないと」と思うと涙が出てくるようになってしまいました。休みの日も疲れ切っていて、買い物に行くのも億劫《おっくう》になってしまいました。

心配した夫のすすめで精神科クリニックを受診したところ、もともとASの特性があることを指摘され、仕事のストレスが強いためうつと不安が強くなっている、と言われました。

さて、Yさんは子どものころから現在までを通じて、発達障害を疑われたことは一度もありませんでした。それまでは、発達障害ではない人の一般的な行動様式と同じ行動をとることができていたからです。

たとえば、発達障害ではない人の多くは、対人関係を良好に維持することを主目的として会話をすることがよくあります。簡単にいうと、「他愛のない話をすることで、お互いの関係を良好に保とうとする」のです。会話の内容はなんでもかまいません。大切なのは、話に積極的に参加するという態度を見せることで、「あなたにちゃんと向き合っていますよ」という言外の意味を伝えることが重要なのです。

これまでのYさんは、じつは他愛のない話が重要だと思わずに育ってきました。でも、学生時代は話の合う人たちとだけ付き合っていればよかったので、それほど困ることはありませんでした。子育て中も、ママ友との付き合いやPTA活動などは自分にできる範囲にとどめていたので、強いストレスにはならずに済みました。仕事も、パートタイムのときは責任もそれほどありませんし、職場の人間関係に深入りする必要もありません。

ところが、フルタイム勤務になると、仕事上の責任が増えたうえに、あまり話題の合わない人たちとも人間関係を維持することが求められるようになりました。興味のない話題では、居づらい気持ちを抑えながら、がんばってその場にとどまっていたのです。フルタイムになって、そのような時間が増えたことも、相当なストレスでした。

発達障害の特性のない人は、興味のない話を聞いていても、退屈だとは感じつつも、苦痛でつらい、とまでは思うことは少ないでしょう。しかし興味の幅が狭く、自分のペースで行動したいAS特性のある人にとっては、想像を絶するほど苦痛だったのです。

このように、ＡＳ特性のある人にとって、定型発達の人と同じように振る舞うこと自体が「過剰適応」であり、この状態を続けているとうつや不安を生じる可能性が高いのです。

自分の特性と相性のいい方針を選択できるかが鍵

二次障害の多くは、その人の発達特性と環境との相性の良否によって大きく左右されます。

たとえば、「片付けができない」という事実があっても、それだけで支援や治療の対象になるわけではありません。家庭内に片付けができない人がいても、家族がそれを問題にしなければ、本人のストレスは少なくて済みます。会社で机のなかにプリントなどがたまっている人がいても、上司や同僚が神経質なタイプかどうかで、対応が異なってきます。家族や同僚が、片付けができないことを許容してくれない厳格なタイプだと、片付けの苦手さが大きく問題視されてしまいます。

最近は、社会が余裕をなくしているのか、何ごとにおいてもセンシティブに反応し、ハードルを上げる人が増えているようです。30〜40年前までは、片付けの苦手な人や空気を読むことが苦手な人がいても、それほど強く改めるよう指導されることはなかったように思います。多少、目には付いても、「ああいるよね、そういう人」で流してくれていたのです。それを「あなたは発達障害だ」など指弾し、首に縄をかけるようにして病院に連れていって、投薬を求めたりするのは、行き過ぎという場合もあると思います。

でも、なかには対策を練らなければいけないケースが出てきます。たとえば精密機械の工場で働いている人が、いつも大事なネジを締め忘れてしまうとするとどうでしょうか。周囲は大変困るでしょう。ＡＤＨＤの人がいる職場では、日ごろから多かれ少なかれこういう問題が起こっているのです。

これはその職場で求められている能力と、本人の特性にギャップがある、ということです。緻密な作業が求められる職場に、おおざっぱでうっかり屋の人が入ってくると、軋轢が起きて当然でしょう。

この人は、就職に際して、自分の得手不得手をきちんと把握できていなかったと考えられます。67ページで説明した「自律スキル」「ソーシャルスキル」を身に付けていれば、避けられた間違いだったといえるでしょう。

「大人の発達障害のトラブル」の一部には、このように自分の特性に適した進路を自分で正しく選択できていないことが要因と考えられる場合があります。

「気に入らないからつぶしてしまえ」という心理は多数派の驕《おご》り

ある国会議員がＬＧＢＴ（レズビアン、ゲイ、バイセクシュアル、トランスジェンダー）について言及し、その記事を掲載した雑誌が休刊する騒ぎになったことを覚えていらっしゃる方もいるでしょう。子どもをつくることができない、〝生産性のない〟ＬＧＢＴのために税金を使ってもいいのか、というのがその趣旨でした。

ＬＧＢＴの人たちは、性的指向という生まれつきの変更不可能な特性によって、差別を受けてきた歴史があります。差別をなくすために、先頭に立って働きかけをしなければならない国会議員が、なぜこのような発言をしたのか、理解に苦しむという方も多かったと思います。

自分の理解を超えたものに対して、一部の人は不快感を持ちます。不快感自体はいいも悪いもなく、個人の感覚なので、「そう思ってはいけない」などと縛ることはできません。しかし、その不快感が「迷惑」と混同されることがあります。

電車のなかで、ヘッドホンの音がかなり大きく漏れていれば明らかに迷惑ですね。この場合、音を小さくするよう要求することは、問題ありません。でも、生まれつき平均的な人たちと異なる特性をもっている人たちは、別に迷惑をかけているわけではありません。

そこを迷惑と混同してしまうと、「自分に理解のできない人は存在そのものが迷惑だから生まれてくるべきではない」「気に入らないからつぶしてしまえ」などという心理につながります。このような心理が、件《くだん》の議員のＬＧＢＴ発言にも働いたのかもしれません。

日本の社会には、「人さまに迷惑をかけてはいけない」という意識が根強くあります。そして、自分が他人とは違っていること、マイノリティであることを「人さまに迷惑をかける」ことに直結して考える人がいるかもしれません。それは、多数派の驕り以外の何物でもありません。

発達障害の特性のある人たちは、社会人になってからも、変わったものに興味を抱くことや、落ち着きのない行動をとることが少なくありません。しかし、法に触れていない、周囲に実質的な迷惑をかけていないのであれば、もちろん何も問題はありません。後ろ指をさされるいわれもありません。

発達障害のあるなしにかかわらず、自分が理解できない事柄や人に対して、いわれなき排除をしてしまっていないか、もう一度冷静に考えてみたいものです。

コラム

あの人は発達障害？
そしてあなたも？

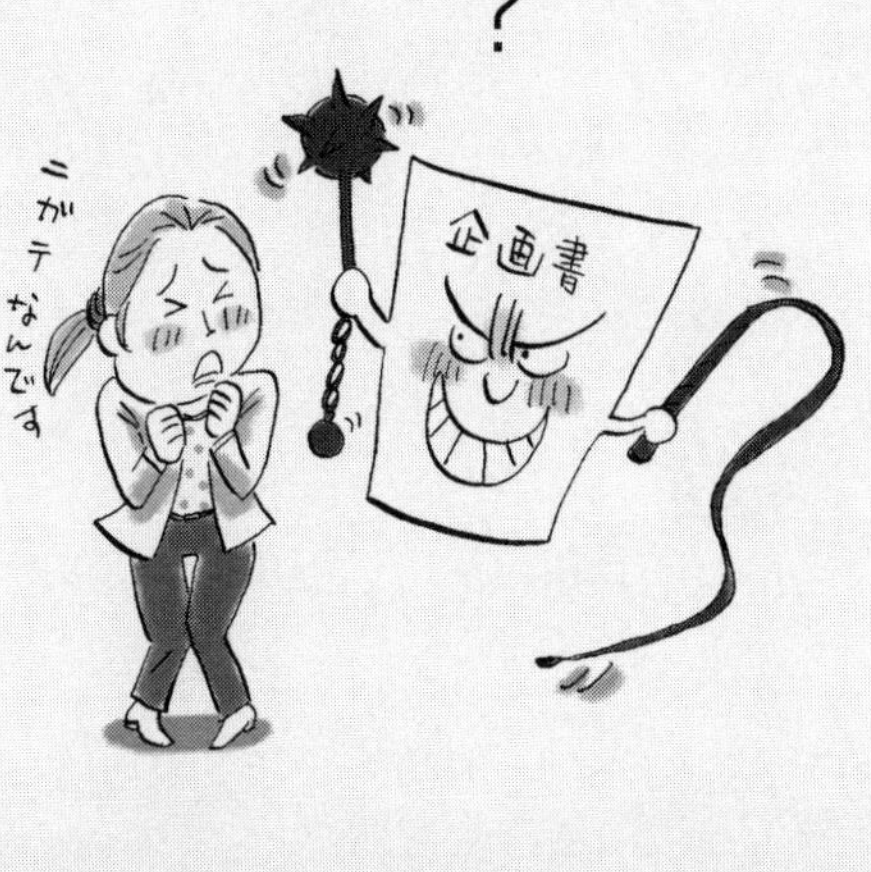

誰にでも発達障害の特性が少しはあるもの

本書は主に、あなたのまわりにいる発達障害の人に対して、あなた自身がどのように接したらいいのかを解説することを目的にしています。一方、発達障害の特性は、多かれ少なかれどんな人にも少しはあるものです。ここでいまいちど、自分自身と周囲の人を客観的にチェックしてみましょう。

発達障害の診断をすべきか否かは、専門医でもきわめて判別が難しいもので、たとえば「いくつ当てはまったらＡＤＨＤ」など単純化できるものではありません。症状としては発達障害に似ているけれど、まったく違う精神疾患もあります。したがって、「当てはまるものが多いと感じたら、その傾向があるかもしれない」という、参考程度にとどめてください。

以下にあげる項目は、アメリカで使われている実際の診断基準をもとに、発達障害の特性のある人を具体的にイメージして作成したものです。

「注意欠如・多動」（ADH）の特徴のリスト

「注意欠如・多動」（ADH）の特性は、大きく「不注意」と「多動性および衝動性」に分けられます。

不注意に関する特徴

・仕事その他の作業で、細部を見過ごしたり、見逃したり、不正確だったりすることが多い
・会議、会話、読書などに集中し続けることが難しい
・人から話しかけられているのに聞いていないように見えることがある
・仕事で受けた指示をやり遂げることができないことがある
・物事の優先順位をつけられず、締め切りを守れない
・資料や持ち物の整理ができていない

・報告書の作成や確認など、気を張り詰めて行う仕事になかなか取り組めない
・物をよくなくす
・すぐに気が散る
・やるべき細かな仕事や作業などをよく忘れる

多動性および衝動性に関する特徴
・貧乏ゆすりなど、体のどこか一部を連続的に動かしていることが多い
・タバコ休憩などの理由をつくって、よく席を離れる
・落ち着きがない
・よくしゃべる
・人が話し終わるのが待てず、かぶせ気味に話すことがよくある
・他人のしていることに口出ししたり、邪魔をしたりすることがよくある

「自閉スペクトラム」（ＡＳ）の特徴のリスト

「自閉スペクトラム」（ＡＳ）の特性は、大きく「臨機応変な対人関係が苦手」であることと、「自分の関心、やり方、ペースの維持を最優先させたいという本能的志向が強い」ことに分けられます。前者を「対人関係」、後者を「こだわり」として、それぞれに関する特徴を列挙してみましょう。

さらに、最近広く知られるようになった、感覚に関する特徴についても触れておきます。

対人関係に関する特徴

・興味や感情の共有や、心を通わせた会話がうまくできない
・非言語的なコミュニケーションが理解できない（言葉以外の、目配せや顔色の変化、身振りなどが読み取れない、意味がわからない）
・人間関係を維持したり発展させたりすることを重要視せず、そのような場面に遭遇

してもわからない。友人関係を維持することが難しいか、そもそも友人に対する興味が乏しい

こだわりに関する特徴

・何かが常に同じ状態であることに対する、異常なこだわりがある（例：あいさつの言葉が毎回必ず同じ、同じ食べ物を毎日食べる、通勤経路は必ず同じ道を通る、などの習慣を続け、それが変化することに苦痛を感じる）
・一般的ではないものに対する異常な執着がある
・ものごとに集中しすぎて、そのことを長時間やり続けたり、他のことをする必要があるのに、そのものから離れることが困難に感じたりする

感覚過敏または鈍感さに関する特徴

・光、音、におい、触覚などに過敏である（例：晴れた日の屋外がまぶしくてつらい、モーター音などの機械音が苦手、他の人は気にならないようなにおいがわずかでもすると吐き気がする、特定の素材の服が痛くて着られない、など）

・痛みや温度など、健康に直結する感覚に鈍感である
（参考文献：『ＤＳＭ－５　精神疾患の分類と診断の手引』）

コミュニティに溶け込んで特性が目立たないこともある

さて、こうして見てきた発達障害の特性は、あなたの周囲の人や、あなた自身にどのくらい当てはまったでしょうか。これらの項目からわかるとおり、発達特性は基本的に、自分がどういう行動を取っているかではなく、他人から見てどう行動しているか、で判断をします。

ところが、臨床経験を積むと、典型的ではない人がたくさん見つかってきます。たとえば「ＡＳＤの人たちは、こういうものの考え方や感じ方、行動をする」ということが明らかになってくると、行動としては目立たないけれども、心の奥底ではＡＳＤと同じように考えている、という人もけっこう多いということに気付かれるようにな

ってきました。

たとえば81ページで紹介したYさんは、本当は同僚と一緒に食事をしたいわけではないのに、皆と同じ場で一緒に食事はしています。そのために体調を壊してしまったので、診断することができましたが、そうでなければ見過ごされていた可能性もあります。そのあたりが、行動で診断する現在の診断基準の限界といえます。

そういう人たちは、ASDに関する情報を読んだときに「そうそう」と共感するのですが、他人から見ると発達障害には見えにくいのです。実際には特性が隠れているだけで、何かの拍子に顕在化する可能性が大いにあるのですが——。

また、ADHDの場合、片付けが苦手なことは、大人になっても残りやすいのですが、多動は大人になると見えにくくなります。一般に子どもより大人のほうが動く頻度は減るし、ある程度は理性で抑えられるようになるからです。

会議中にどうしてもがまんできずタバコ休憩に行ってしまう、貧乏ゆすりや机の下で足をぶらぶらさせるなどの行動が残ることはあり、そのようなときに多動性の片鱗《へんりん》が見えます。でも周囲の人からは、「ちょっと落ち着きのない人だな」と感じ取れる程度です。

では、なぜ発達障害の特性がありながら、それが目立たない人がいるのでしょうか。

発達障害の特性が目立つか目立たないかは、当事者の取っている行動と、その人が普段暮らしているコミュニティ（地域や学校、会社など）の常識がズレているかどうかで決まります。

たとえば、日本人とイタリア人では、常識がずいぶん異なります。女性を見たら声をかけるのが礼儀だと考えているイタリア人男性が、外で知らない女性になれなれしく声をかけても、誰も不思議に思わないでしょう。でも、同じことを日本ですると、怪しまれることのほうが多いと思います。これは極端な例かもしれませんが、いずれにせよコミュニティによる常識の差は、馬鹿にできないくらい大きいのです。

具体的な話をすると、ＡＤＨの特性があっても、緻密さを求められないおおらかな社風の会社での営業職なら、大きな問題もなく仕事ができるかもしれません。しかし、精密機械工場に勤めている工員が「不注意優勢」のタイプのＡＤＨだと、大問題になるかもしれません。

発達特性のある人が、がんばって苦手なことに取り組もうとすると、かえって苦手な特性が目立ってしまい、生きづらくなる可能性が大きいと思います。とくに大人になってから、苦手を克服することは、なかなか難しいものです。そういう現実を理解しておく必要があります。

カルチャーが合わなかったら別のコミュニティへ

発達障害の特性が目立つか目立たないかは、当事者の取っている行動と、その人が普段暮らしているコミュニティ（地域や学校、会社など）の常識がズレているかどうかで決まる、といいました。では、目立ってしまう人は、なぜ目立つのでしょうか。それは、ふさわしくない場面で、ふさわしくない振る舞いをしている、と他人から見なされた場合や、当事者が所属するコミュニティやカルチャーでは許容されにくい特性を発揮してしまったときなどです。

許容されるかどうかに明確な基準があるわけではありませんが、やはり少数派が不利になってしまいます。自分と違う少数派の人たちを、不当に差別し、抑圧するケースは、残念ながらまだまだ多く残っています。

将来的には、そういう風土があるコミュニティがなくなっていくというのが理想ですが、現実的に本人とコミュニティとの相性がどうしても悪い場合もあります。その場合、本人のメンタルヘルスを考えると、もっと相性のよい別のコミュニティを探して、そちらに移るほうが得策かもしれません。

第3章

発達障害の人たちとの付き合い方

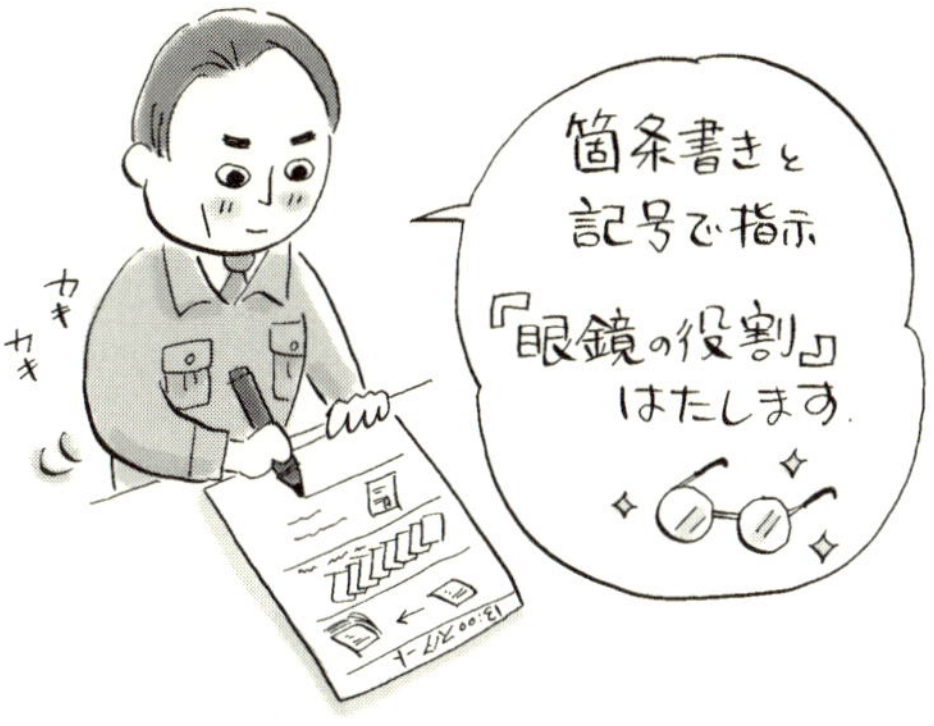
カキカキ
箇条書きと記号で指示
『眼鏡の役割』はたします

発達障害の当事者は一般の人よりも共感しようと努力している

発達障害の特性がある人に限らず、すべての人にとって人生を生き抜くために大事なことは、自分の強み弱みを知ると同時に、世の中の人のみんなが自分と同じようなことを考えているわけではない、という点をきちんと理解しておくことです。

その際に、相手の気持ちを理解しようとする力、すなわち「共感力」が重要となります。従来、発達障害、とくにＡＳＤの人はその能力に欠けるといわれてきました。ところが、そうとばかり言い切れないという研究結果が発表されています。

２０１５年に米田英嗣《ひでつぐ》准教授（当時、京都大学白眉《はくび》センター。現在は青山学院大学）たちのグループが、ＡＳＤの人の共感性に関する実験結果を発表しました。米田准教授たちは「定型発達の人がよくとる行動」と「ＡＳＤの特性がある人がよくとる行動」をそれぞれ文章化して、定型発達の人とＡＳＤの特性がある人に読んでもらいました。

その結果、定型発達の人は定型発達行動に70％台、ＡＳＤ行動に20％台の割合で「自分に当てはまる」または「自分に似ている」という反応を示し、一方ＡＳＤの特性がある人は、どちらの行動にも40％台の割合で同様の反応を示したそうです。

つまり、定型発達の人は、自分に近い行動には高確率で共感できる一方で、ＡＳＤの行動にはあまり共感できていなかった。それに対して、ＡＳＤの特性がある人は、どちらの行動にもある程度の共感を示したということになります。

さらに、同じ米田准教授の２０１７年の研究では、ＡＳＤの人のほうが、定型発達の人の気持ちをより理解しようと努めていることも明らかになりました。

この結果からは、発達障害の問題には人種やＬＧＢＴなどのマイノリティ問題と共通の特徴があることが示されていると思います。たとえば、ＬＧＢＴの人たちの多くは、ＬＧＢＴではない多数派の性的指向についてもよく知っています。マイノリティはマジョリティのことを知らなくては、生きていけないからです。でも、マジョリティの人たちがＬＧＢＴのことをどの程度知っているかというと、心もとないという人が多いと思います。自分のまわりにそのような人がいることが少ないか、いても気付かないことが多いからです。

これからの時代は、多様な人たちが共存していくべきであることが、国際的にも強く叫ばれています。すべての人がなんらかのかたちでマイノリティになり得ます。もし自分がマジョリティに属していると思っていても、マイノリティの存在を無視せずに、理解しようとしてみてください。私は、マイノリティの問題のなかには、「知らないから共感できない」だけ、ということがたくさんあると思っています。相手のことを知る努力をして、わかってくれれば、共存の道が少しずつ見えてくるでしょう。

実際の社会は定型発達の人が大多数なので、発達障害の人には相当なハンディキャップがあります。定型発達の人が寄ってたかって「なんでこんなこともわからないの？」などと糾弾すると、その時点でコミュニケーションが成立しなくなってしまいます。

会社などで発達障害のある人の周囲にいる同僚たち、あるいは、はっきりとはわからないけれど発達障害ではないかと思われる人の周囲にいる人たちにお願いしたいのは、ただ文句や小言を言うのではなく、「この人はどんなことを考えているんだろう？」と想像してほしいということです。話を聞いてみるとか、よく観察してみるなどして、考え方や反応の仕方を知ってください。

それがたとえ自分の思考ルートとは違っても、それをむげに否定したり、自分に合わせるよう相手を説得したりするのではなく、「そのやり方や考え方にも一理あるかもしれない」といったんは考えてみてほしいのです。

そのうえで可能なら、「私とあなたは、同じ物事に対して違う考え方をするんだね」ということを相手に説明して、お互いに理解することが理想的です。

こういうアプローチは、定型発達の人同士でも非常に大切だと思います。

「やりたいことをやれる人生」にするためには

人の行動には、大きく分けて「やりたいからやる」ことと、「やるべきだからやる」ことの2種類があります。行動した結果、満足度が高いのは「やりたいことをやったとき」です。当たり前ですよね。

しかし発達特性のある人、なかでもＡＳの人は、じつは、やりたいことをやれていないケースがとても多いのです。
「えっ、あれほど空気を読まないで勝手に振る舞っているのに？」と思う人もいるでしょう。たしかにASの人は、マイペースで、自分の興味に没頭しやすいようなイメージがあります。ところが、ASの人たちは、もともとはやりたくて始めたことでさえも自分でノルマをつくります。いわば、「やりたいこと」を「やるべきこと」化するのです。さらに、思春期以降は、ルールや先生からいわれたことなどを次々と自分のなかに取り込んでいきます。気が付くと、生活の多くが「やるべきこと」で占められ、それを律儀にがんばろうとして苦しくなっていくのです。

わかりやすくするために、学校を例に考えてみましょう。

みなさんは学校にはなぜ通ったのでしょうか？　勉強するためですか？

大人たちは、「学校は勉強をするところだ」といいますが、生徒たちの多くは、じつは友だちに会いに行っているのです。勉強はしなければいけないことはわかっていますが、それは二の次三の次で、友だちに会いに行くついでに勉強もやっているという程度の認識の人が多いと思います。だから、別に成績が良いわけでもない生徒たちの多くが、それなりに楽しい学生生活を送ることができるのです。

ところが発達障害の特性が強い人たちにとって、学校は勉強を教わる場所であり、同時にそれ以外のこともがんばれといわれている場所です。すべての教科の先生がそれぞれにベストを尽くせというし、友だちは大事にしろ、みんなと一緒が楽しいはずだ、部活もがんばれ、など、さまざまな要求を突き付けられます。一般の生徒は、適当にやり過ごすのですが、発達障害の特性があると、上手にサボることができません。

精神科を受診している発達障害の人に、「やりたいことはありますか？」「休みの日に楽しみにしている趣味などは？」と聞いても、「さぁ……」「やりたいことって、ないんですよね」というような返事しか得られないことが、ときどきあります。また、「やりたいことをやってもいいんですよ」といわれても、何をすればいいのかわからなかったり、やりたいことが思い浮かばなかったりする人も少なくありません。

とくに真面目な性格のＡＳの人の場合、自分が本当にやりたいことは何かがわからなくなってしまっていることが多いので、支援する人も本人も、そこを意識して見直していくことが大事です。

社会的地位より満足感が得られるかを考える

発達障害の特性があっても、社会で比較的うまくやれている人はいます。そのような人たちは、生活のなかにやりたいことをうまく取り込めています。

ＡＳＤと診断されているＦさん（男性、34歳）は、精密機器の部品工場で働いています。本当は研究職に就きたくて、理系の大学院に進学しようとしたのですが叶《かな》わず、大卒で就職活動をしていました。ところがなかなか採用されず、背に腹はかえられないので、汗まみれになりながらも工場勤務をしているのです。

同僚には自分よりも若い高卒の人が多く、給料もあまりよくはありません。けれども、残業は少ないし、週末は確実に休めます。何より、趣味というか生きがいである漫画やアニメに没頭できるのが救いです。

休日は秋葉原に通って知り合いと情報交換をしたり、コミケに通ったりして、自分なりに充実した人生を歩んでいます。

ADHDのKさん（女性、40歳）は、デザイン専門学校を卒業後、中堅のグラフィックデザイン事務所に入社しました。入社してから5年くらいは仕事を覚えるのが精一杯で、あっと言う間に過ぎました。でも、あこがれていた仕事だったので、忙しいこともあまり苦ではありませんでした。

デザイン力もアイデア力も徐々にアップしているという手応えを感じていましたが、職場で知り合った男性と28歳で結婚し、出産を期に退職。しばらくは子育てをしながら、辞めた会社から仕事を回してもらったり、クライアントだった人から仕事を受注したりして、それなりに忙しくしていました。

しかし、子どもが中学生になったのを期に、もっと本格的に仕事がしたくなって、自宅の一角に小さなデザイン事務所を設立。友人に経理など担当してもらい、Kさんはプレゼンなどに飛び回っています。小さな個人事務所ですが、いまでは仕事の依頼が定期的に舞い込んでくるようになっています。

Kさんは、莫大な富を得ているわけでも、高い社会的地位についているわけでもありませんが、本人は現在の自分に満足しています。

一般に、「成功」といえば高い地位に就いたり、お金をたくさん稼いだりすることを想像してしまいます。しかし発達障害の人にとっての成功は、そうではない可能性があります。収入や地位などにこだわらないほうが、結果的にその人にとっての成功につながる可能性が高くなるのです。

就職先を選ぶとき、親は「名の通ったいい会社に」と願ってしまうものですが、その選択は果たして、本人の幸せにつながるでしょうか。満足感を得られるでしょうか。最も大切なのは、本人のモチベーションです。本人の好奇心がくすぐられ、その刺激がいつまでも続くかどうかを考えていただきたいと思います。

また、会社に発達障害が疑われる人がいる場合には、本人が仕事のなかに楽しみを見いだせるような環境を、周囲がつくれるかどうかがポイントになってきます。

発達障害の特性のある人は、これまでの人生のどこかで自信を失っていたり、自分がちゃんと評価されていないと思っていたりするケースが多いので、上司などは、比較的すぐに評価が得られるような仕事を与えたほうがいいと思います。長期間取り組んでも、はっきりとした結果がわからないような仕事は向いているとは思えません。

そして、与えた仕事ができたら、「よくできたね。次はちょっと難しいけれど、これをやってみようか」などと、できたことについてきちんと評価することが大事です。「会社は幼稚園ではないんだから、そこまでやらなくても……」と思われるかもしれませんが、褒《ほ》められて悪い気がする人はいません。すでに自己肯定感が下がっている発達障害の人たちの場合、しっかり褒められることで、やる気が維持できます。

同時に、その人の苦手なことをカバーする環境があるかどうかが問題です。不得意なことを訓練で強化しようとしても、徒労に終わるばかりか、本人が肉体的・精神的に追い込まれるだけです。できないことがあれば、周囲はそれに対して文句を言うのではなく、できるやり方を示したり、不得意なことに直面しない内容の仕事（あるいはそういう部署）にかえたりすることを考えていただきたいと思います。

発達障害じゃない人も大変なのに……と思ってしまった人へ

「発達障害の人に配慮を」という話を聞くと、「自分たちだって大変なのに、なぜ発達障害の人にそんなに気をつかってあげなければいけないの？」と思ってしまった人もいるでしょう。でもそれはある意味で、いびつな社会の姿に、あなたが馴染んでしまっている証拠です。

仕事というものは、どうしても負荷がかかる。それは当然である。しかし、それを乗り越えて向上していくのが大人だ——。

いまの私たちは、そう思い込んでしまっていますね。常にステップアップしていきたいと思うのは自由ですし、能力を向上させていくことのできる人は、そうすればいいと思います。でも、「常に向上する」ことは義務ではありません。

やった仕事に対して対価をもらう——。それが労働です。しかし、わが国の多くの会社は、社員に労働力の提供を求めるだけではなく、スキルアップしてもらいたいとか、いずれは会社の中心を担うような人になってもらいたい、などという期待をもっています。働くことに加えて、向上することもノルマにしてしまっているのです。発達障害のある人は、その期待によって、余計なストレスを感じることになります。「向上のノルマ」に耐えられなくなって、心身に不調をきたしたり、自ら命を絶ってしまったりする人がいます。でも、仕事は命を削ってまでするものではないと思うのです。それは、発達障害があろうとなかろうと、同じです。

終身雇用を前提とした時代は、もう終わっています。中途採用が当たり前になっている昨今、社員全員に、一律に向上を求めるのはナンセンスだとも思うのです。もし向上したい人を多く雇いたい、多くの雇用者に向上してもらいたいと思うのであれば、向上することを前提に雇用するのではなく、向上した人をさらによい待遇にすればいいだけのことです。

その点、アメリカの会社はドライですから、昇進したいという欲をもっていないのであれば、いつまでも平社員でいることができるし、そのことについて「あいつは欲がなさすぎる」などと陰口をいわれることもありません。逆に、仕事ができて上を目指したいなら、そうアピールすればいいだけです。

そういう環境のほうが過ごしやすいなら、旧来の「ザ・日本企業」とは違った風土をもっている会社に転職することも、本人の選択肢のひとつとして考えておいたほうがいいでしょう。

部下が発達障害かもしれないと思ったときに気を付けたいこと

まず大前提として、パワーハラスメントやモラルハラスメントは、発達障害のある人がいるかいないかに関係なく、いかなる職場でもあってはいけません。そのうえで、発達障害の特性がある人が精神的に不当に追い込まれることのないよう、留意する必要があります。

発達障害の特性があると、普通の人と同じようにはできない業務が出てくることがしばしばあります。本人が発達障害の可能性があることを自覚していたり、すでに診断されていたりするときは120ページからのケーススタディを参考にしてください。発達障害の特性があると本人が認識していないと思われる場合には、先回りして周囲が気配りをしすぎないことも大事です。会社の損失に大きく関わることのないように注意しながらも、原則として他の職員と同じ公平な条件で接してください。失敗しそうなときに、そのまま失敗をさせる、ということがあっても、仕方ありません。

それによって、本人にできることとできないことが浮き彫りになるからです。

事業会社の仕事はボランティアではありません。利益をあげて会社全体の価値を高めることを目的にしています。したがって、発達障害のあるなしにかかわらず、その社員がどれくらい会社に貢献できるかが問われるのです。

だから、本人にできることとできないことをはっきりさせ、会社側の評価を知らせて、淡々と処遇するべきでしょう。その基準を明確にするためにも、本人が発達障害であると意識していない場合は、余計な気配りはしないほうがいいのです。

会社からの評価は、データに基づいて説得力のある伝え方をしなければいけません。そこで感情的になって、「だからお前はダメなんだ」「ほかの人は、このくらいのことはできているのに、なんでお前はできないんだ」などのようにハッパをかけたりすることは意味がありませんし、本人はかえって混乱し、パワーハラスメントと捉えてしまう恐れがあります。

「なぜ自分は失敗が多いのだろう？」「なぜ低い評価しか得られないのだろう？」と本人が思い悩むようであれば、産業医や産業保健師への相談を勧めてもよいでしょう。これも、厄介払いするような調子で言うのではなく、本人が職場でうまく働いていくことができるように、何か配慮できることがあるかどうかを相談する必要がある、という伝え方が望ましいです。

その人が発達障害としての配慮を必要としていることについて、本人と周囲が認識を共有できたら、「こういう配慮をしたほうがいいよね」「はい、お願いします」という合意があると、お互いが働きやすくなります。これを「合理的配慮」といいます。

逆に、本人の自覚がなかったり、上司や同僚といった周囲の理解がなかったりすると、両者にとっていい関係を築くのは大変難しくなります。残念ながら、現状ではそういうケースのほうが圧倒的に多いと思われます。合理的配慮をすれば、本人も会社にとっても納得のいくかたちで働けるという事例を、今後どんどん増やしていきたいものです。

発達障害だと判明すると、企業は「では障害者枠《わく》で」という話になりがちです。しかし、指示の仕方を少し変えるだけで、問題なく一般の枠内で業務を続けることができる人もたくさんいます。障害枠を使うことが、企業の側と本人の側の双方にとってメリットがあるかどうかをしっかり検討したうえで、判断すべきです。

発達障害の人に限らず、誰でも得意なこと、苦手なことはあって当然です。社会生活のなかでは、その得手不得手をお互いに補い合っていかなければなりません。「今回は助けてもらったけど、この分野は自分が得意なので、任せておいて」という、〝お互いさま〟のいい関係ができていれば、社内の雰囲気はよくなるでしょう。

すべての職員同士がお互いの足りないところを補い合う関係ができていれば、本当は「僕はASDなんです」「私はADHDなんです」などと告白する必要はありません。発達特性のある人から「僕はちょっと忘れっぽいところがあるので、あとでもう一回教えてもらえませんか？」と言われたとき、「一回で覚えろよ」とキレるのではなく、気軽に「ああいいよ」と答えることができ、「あいつはそそっかしいから、もう一度念を押してやらなきゃな」などとフォローし合える環境があれば、診断名や障害枠がなくても普通に職業生活を送ることができる可能性が高まります。

ところが、特定の人ばかりに負担がかかってしまい、「なんだか自分だけ損な役回りだ」と不公平感を訴える人が出てくると、負担をかけている側の人はかなり厳しい立場に置かれます。「あいつのせいで……」とやり玉に挙がってしまうのです。そんな場合、状況が許すのであれば、負担の多い人の待遇を多少変えてあげてもいいでしょう。

長所は活かすけれども、弱点はそんなに克服しなくても、そこそこやれるような職場の雰囲気をつくっておけば、発達障害という診断がされている人たちのかなりの部分は、特別な対応をしなくても職場になじめるようになると私は思っています。

ADH特性があると起こりやすい問題への対応

では、発達障害の特性のある人がいると職場などで起こりやすい問題と、周囲がどうフォローしていけば本人が大過なく社会生活を送ることができるかについて、なるべく具体的に説明していきましょう。

ADHの「多動性」に関しては、成人期までに目立たなくなることが多いですが、「注意」に関しては、社会人になってからもまわりの手助けが必要になるかもしれません。とくに、ASと併存している場合は、周囲の理解と支援が不可欠になる場合もあります。

ケース①

身のまわりが片付けられない
←実害が及ばないかぎり、大目に見る

　すでに何度か紹介しましたが、身のまわりを片付けられない人が一定数存在します。

　片付けられない人には、3通りあります。一見、片付いておらず、机の上などはぐちゃぐちゃだけれども、本人はどこに何があるかちゃんとわかっているタイプ。本気を出せば片付けられるけれども、普段はできないタイプ。そして、何をどうアドバイ

スしても、片付けることができないタイプです。

1番目のタイプは、本人の机まわりやロッカーなどの整理がされておらず、見た目がよくない点を、周囲があきらめることができさえすれば、ほとんど仕事に支障はありません。周囲は、つい小言を言ってしまいそうになるかもしれませんが、その状態が本人にとって落ち着く、整理された状態なのです。

部長や課長など、その部門の責任者がどうしてもがまんならないのであれば、本人と話し合いのうえ、もっとおおらかな部署に異動させてあげることも検討したほうがいいでしょう。

2番目のタイプは、その気になれば片付けることはできます。しかし、そもそもそんなに得意ではないので、けっこう時間を取られてしまい、毎日はやる気になれないのです。気持ちと時間にゆとりがあるときには、毎日やることもありますが、ちょっと忙しくなってくると散らかってしまいます。

こういう人は、必要に迫られると片付けますので、放っておいて大丈夫です。周囲の人は、実害が及ばないかぎり、大目に見てあげたほうがいいでしょう。

何をどうアドバイスしても、片付けることができないタイプは、片付けだけでな

『身のまわりが片付けられない』

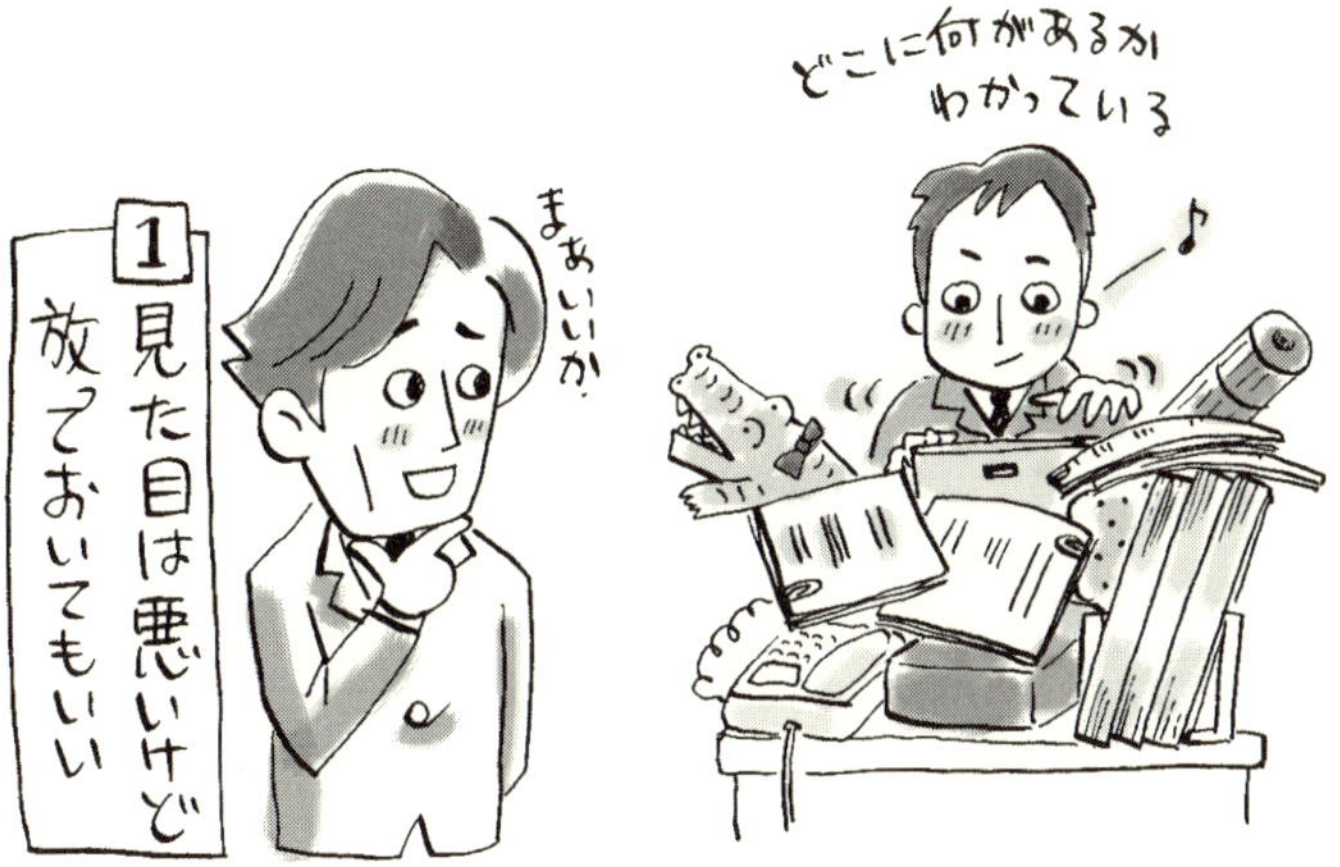
1
見た目は悪いけど
放っておいてもいい
まぁいいか
どこに何があるか
わかっている

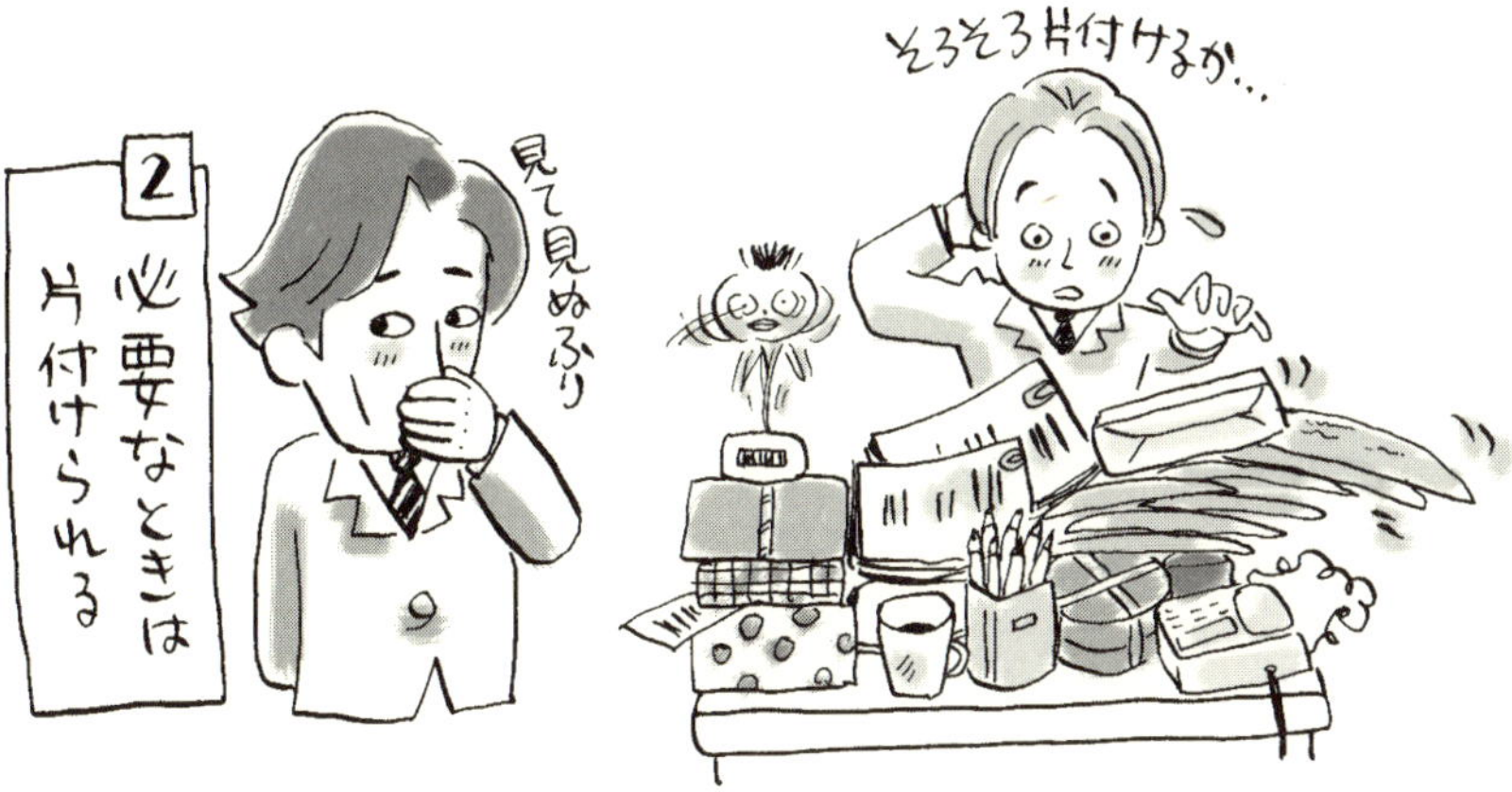
2
必要なときは
片付けられる
見て見ぬふり
そろそろ片付けるか…

く、時間管理や文書整理にも問題を抱えている場合が多いので、医療機関での診療と発達障害に関する相談支援の対象になる可能性が高いといえます。

ケース②

どうしても仕事をためてしまう
←
優先順位を付けることが得意ではないので、上司がアドバイスを

部下にいくつかの仕事を依頼したのに、なかなか仕上がってこないで、上司がイライラしてしまう——。わりとよくあることかもしれません。

やるべきことがいくつかある場合、「急ぐものからとりかかる」「簡単にできるものをまずやってしまってから、難しい課題に取り組む」など、定型発達の人なら自然に

優先順位を決めることができます。ところが発達障害の特性がある人は、全体を見通す視点をもつことができず、順位付けが不得意です。大事なことは何か、先にやらなければならないことは何か、などが頭のなかに渦巻いて、整理が付かないのです。

周囲にいる人は、まず優先順位の付け方を教えてあげましょう。どういうものを最初にしなければならないか、後回しにしてもいいものはどんなものかを伝えて、自力でできるようになったら、あとは見守るだけで大丈夫です。

なかには、いくら練習しても自分で優先順位が付けられるようにならない人もいます。その場合、他の人とは違う特別な配慮が必要です。つまり、優先順位は上司が考えてあげるのです。「これを最初に、こっちを2番目にやって、他のことはあとで」などと方針を示してあげれば、細かいことは自分でできるようなら、そのように指示してください。口頭ではなく、リスト化した書面で説明し、本人にそのリストを渡しておくとよいでしょう。

先ほども述べたように、このやり方は特別な対応ですので、本人と十分に話し合って、この対応がないとうまく仕事ができていないこと、この対応をすればうまくいく可能性があることについて合意形成しておく必要があります。

『仕事をためてしまう』

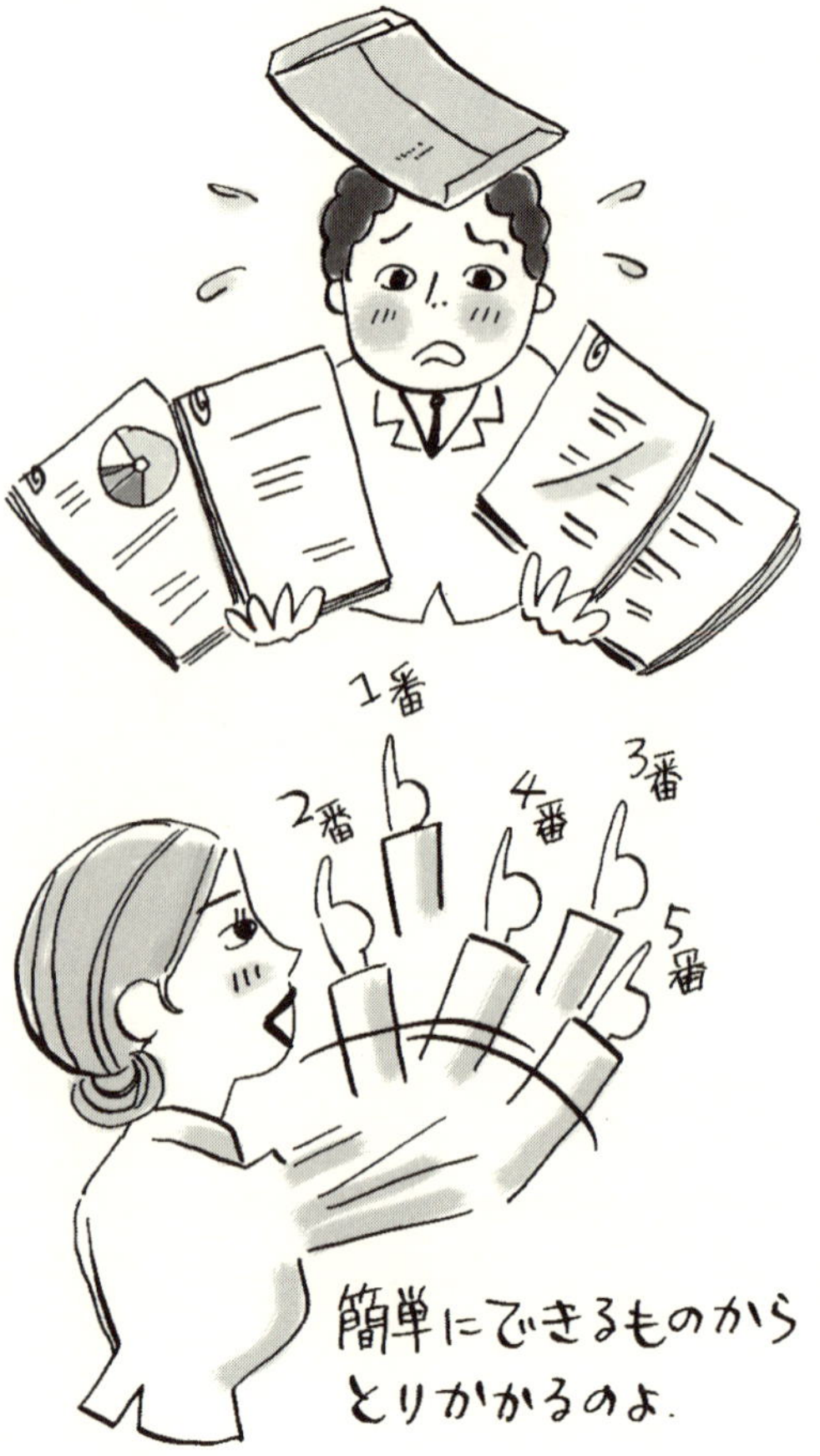
1番
2番
4番
3番
5番
簡単にできるものから
とりかかるのよ.

ほかにも、とくにＡＳ特性のある人の場合、振られた仕事を断ることができず、安請け合いをしがちな人の場合は、仕事をため込んでしまうことが多くなります。また、自分の力の及ばない難しい仕事を引き受けてしまうタイプも、業務が滞りがちでしょう。

これらのタイプは、第２章で説明した「自律スキル」と「ソーシャルスキル」を本人が身に付けることです。自分の限界を知って、仕事の量や内容を、自分ができるところまでにしておけば、問題は起こらなくなります。

職場の人たちの協力でうまく相談ができるようになればしめたものですが、それだけではなかなかうまくいかない場合もあります。その場は、やはり発達障害の専門家に相談する必要があるかもしれません。

ケース③

どうしても時間が守れない
↓
時間厳守はあきらめて、
仕事の質を重視しよう

待ち合わせをしても時間どおりに来ない、会議には必ず遅刻する、書類の提出期日が守れない――など、時間にルーズな人がいます。こういう人の周囲にいると、取引先との重要なアポイントが入っている場合などに、余計なストレスを感じてしまうでしょう。

発達障害の特性がある人が時間を守れない理由のひとつには、時間に対するイメージがうまくつかめていないことがありそうです。たとえば「11時に東京駅」と聞いたとき、定型発達の人なら、「現在地から東京駅までは20分くらいかかるから、ゆとりをもって30分くらい前に出れば大丈夫だろう」と見通しを立てるでしょう。ところが発達障害の人は、「11時」は理解できても、準備と移動でどれくらいかかるかを想像するのが苦手なのです。

周囲の人にできる工夫のひとつとして、期限を示すだけでなく、準備の具体的な行動をとりはじめる時間も提示してみることが挙げられます。たとえば、「10時から準備を開始して、10時30分に出発し、東京駅丸の内北口の改札を入ったところで11時に集合」と、具体的に細かくするようにしましょう。「子どもじゃあるまいし、集合時間を決めるだけで十分でしょ」と思われるでしょうが、その常識は定型発達の人同士でのみ通用するものです。

発達障害の当事者ができる工夫としては、パソコンソフトやスマートフォンのアプリを利用して、出発すべき時間を把握し、アラームをセットしておくなどです。自分のことが信じられなかったら、アラームをパソコンやスマホで複数セットして、周囲の人に「○時に声をかけて」とお願いするなど、二重三重に保険をかけておけばいいでしょう。

しかし、なかにはどうしても時間が守れない人がいます。その場合には発想を転換してみましょう。

『時間が守れない』

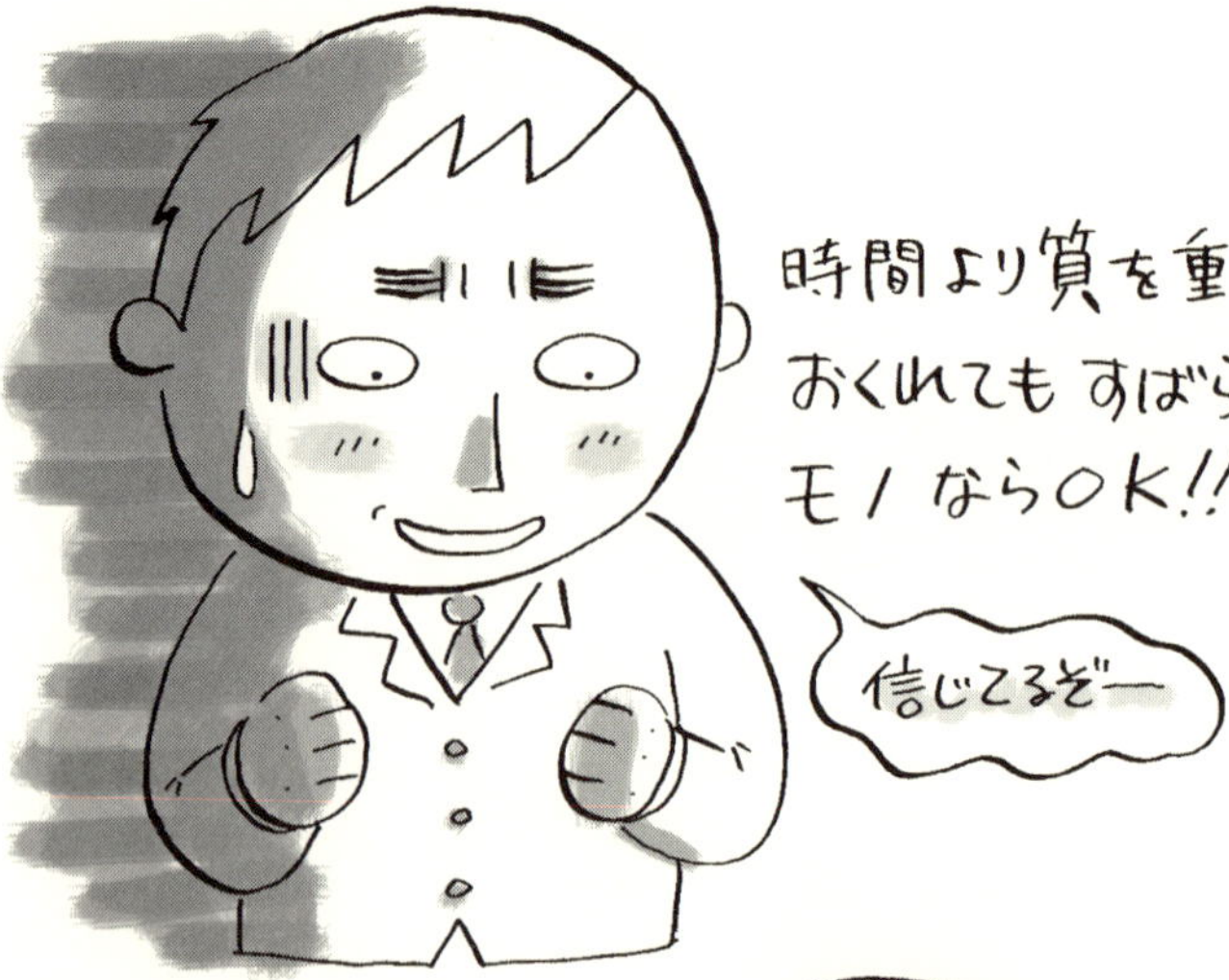
信じてるぞー

時間より質を重視。
おくれても すばらしい
モノ ならOK!!

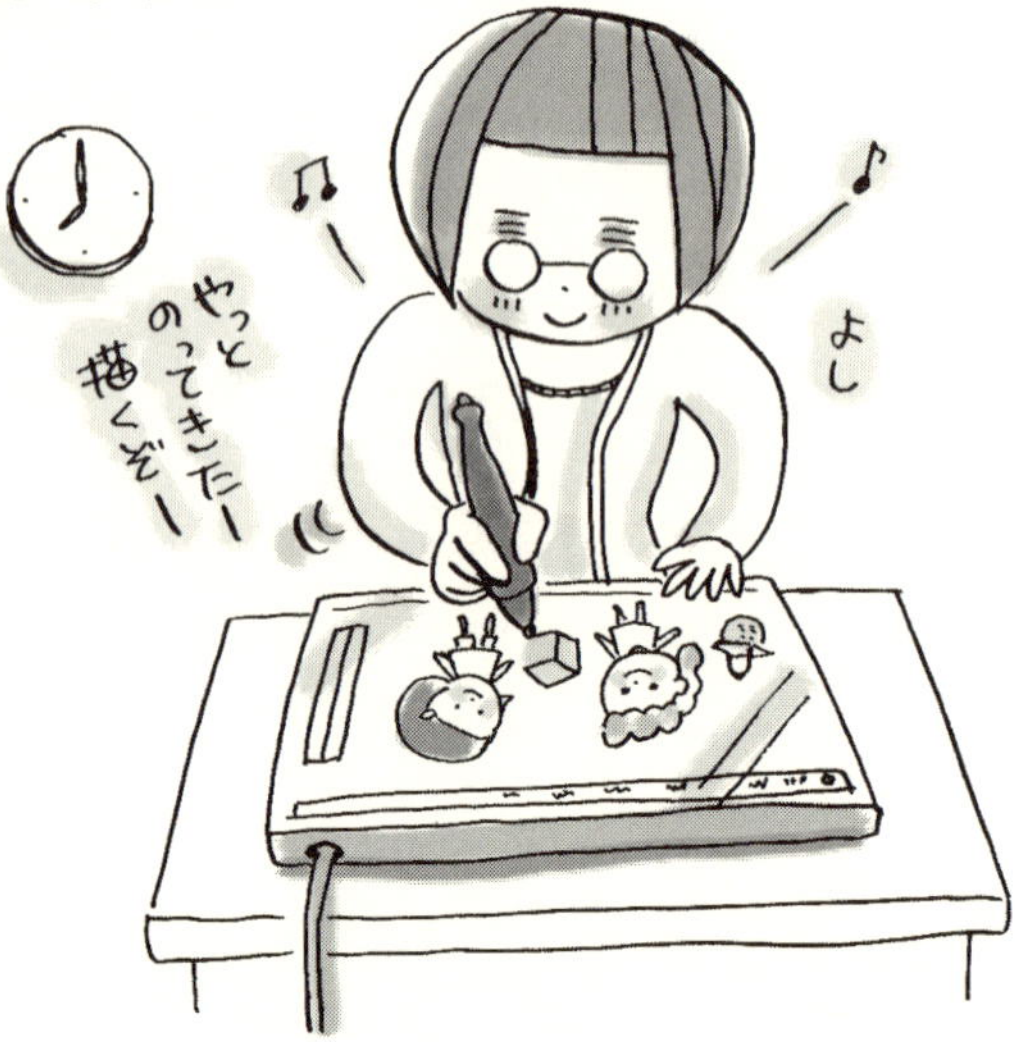
よし
やっと
のってきたー
描くぞー

仕事には、内容さえちゃんとしていればいいものと、時間さえちゃんと守っていればいいものがあります。言い方を変えると、質を重視するタイプの仕事と、時間どおりにこなすことが何よりも重要視されるものがあります。

実際は、質と時間の両方がきちんとしていなければいけない仕事が圧倒的に多いのですが、あえてどちらかをあきらめるなら、時間よりも質を重視する仕事に就いてもらったほうがいいでしょう。

また、余裕をもった時間管理はできないけれども、いつもデッドラインにはすべりこみで間に合うという人もいます。〝表向きの締め切り〟には間に合わないけれども、その数日後に設定されていることが多い〝裏の締め切り〟まではなんとか間に合わせて、帳尻を合わせることのできるタイプです。

周囲はこのタイプに対して、基本的には「結局は仕事を仕上げてくれる人だ」と信じて待ってあげたほうがいいでしょう。「こんなことを続けられたら、こっちのほうが精神的に参ってしまう」という場合は、本人に内緒で思い切りサバを読んだ期限設定をするのも一法です。

また普段、多少の遅刻などは大目に見ている場合でも、「どうしても今日だけ守ってもらわなければいけない」という局面が年に数回はあるでしょう。その場合は、上司も同僚もみんなで協力して、本人に張り付いてでも期限を守ってもらう、という体制を整えておく覚悟が必要です。本人もそれを自覚している場合は、うまくいく場合が多いと思います。

ケース④

頼まれごと、やるべきことを忘れてしまう

↓

大事な項目を厳選したうえで、忘れてしまったときの保険をかけておく

「折返し電話してください」といわれたのに、すっかり忘れていた。取引先とのアポをすっぽかしてしまった——。このように、大事な用事を忘れてしまうことは、発達

『頼まれたことを忘れてしまう』

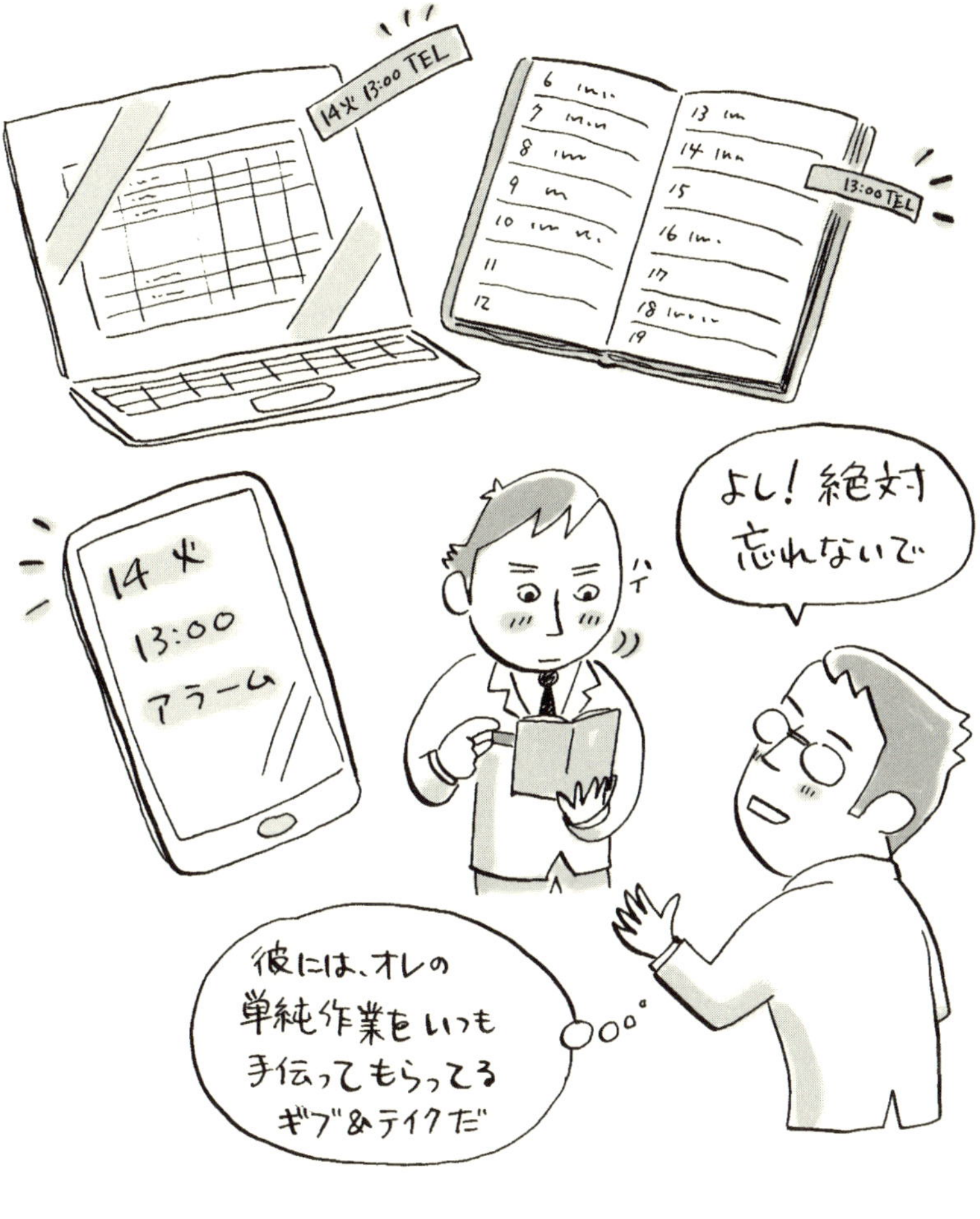
14火 13:00 TEL
13:00 TEL
14 火
13:00
アラーム
ハイ
よし！絶対
忘れないで
彼には、オレの
単純作業をいつも
手伝ってもらってる
ギブ＆テイクだ

障害の特性のある人の一部によく見られます。

ＡＳ特性のある人でこのような問題が起きる場合は、その用事に興味がないため（興味のないことはまったく覚えようとしない）という可能性が高いのですが、ＡＤＨの人の場合には、情報を広く浅く取り込もうとして、結果としてどれひとつ残らない、ということがあります。これも、大事なことは何か、という優先順位が付けられないことが影響しています。

周囲ができる対策としては、絶対忘れてもらっては困る項目をいくつかに絞って、「これだけは絶対忘れないで」と伝えます。口頭で伝えても、覚えていないことがあるので、きちんとメモを取ってもらう、付箋《ふせん》に書いて貼っておく、あるいはアプリ等を使って、リマインドする仕組みを講じておけばいいでしょう。

また、万が一、すべきことを忘れてしまったときのために、別の人と情報を共有しておくことも考えておいたほうがいいでしょう。セーフティネットを二重三重にかけておくのです。

ケース⑤

「これがしたい」という
衝動を抑えられない
←
衝動のきっかけになりそうなものを、
なるべく排除する

何かを見たり聞いたりして刺激されると、それがどうしてもやりたくなってしまい、本人にも止められない場合があります。

たとえば、社内で雑談しているとき、たまたま本人が興味をもつ話題に話が及んだ場合などです。話したいことが次々と湧きだしてきて、マシンガントークが止まらなくなり、周囲が辟易《へきえき》してしまう――。そんな場面に、みなさんも遭遇したことがあるでしょう。

雑談というものは、もともとみんなが話に乗ってきそうなものを話題に選びます

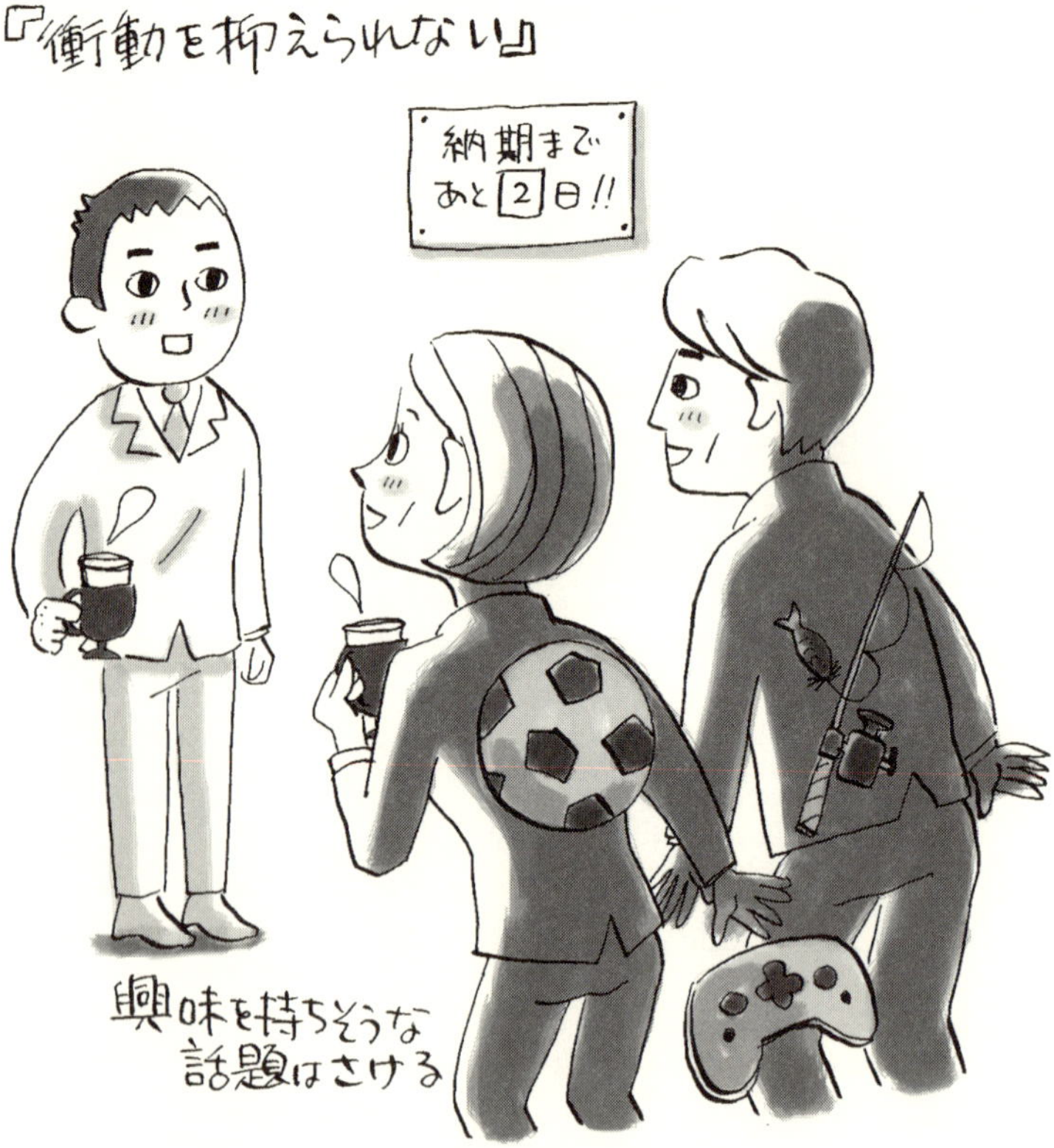
『衝動を抑えられない』
納期まで
あと2日!!
興味を持ちそうな
話題はさける

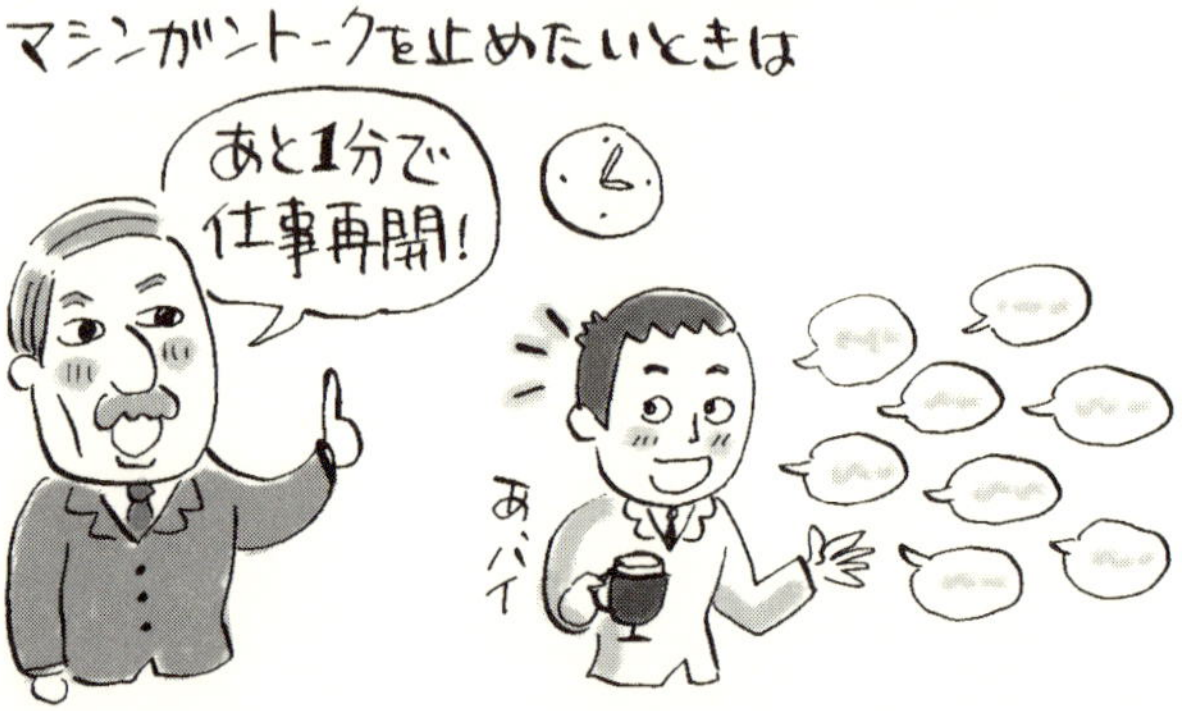
マシンガントークを止めたいときは
あと1分で
仕事再開!
あ、ハイ

ね。だから、本人が興味をもってしまうのは無理もないことなのですが、みんな忙しいさなか、ちょっとした気分転換のために振った話題に食いつかれてしまうと、周囲の人は頭を抱えることになります。

対策としてはまず、本人が興味をもってしまいそうな話題を努めて出さないようにすることです。とくに仕事を早く進めたいときには、雑談はこちらからは一切振らないほうがいいでしょう。

本人が雑談に夢中になってしまっている場合は、上司や同僚が「あと1分で仕事を再開するぞ」などと終わりの時間をきちんと示せば、気持ちを切り替えて仕事に集中してくれるはずです。

AS特性があると起こりやすい問題への対応

〝融通が利かない〟というASの特性のために、職場では周囲とのあいだに軋轢《あつれき》を生んでしまうことが少なくありません。上司からの指示をうまく理解できなかったり、報告書がうまく書けなかったりすることは、社会生活で大きなハンディとなることがあります。

ケース⑥

何かに集中しすぎてしまう
←
結果で評価してくれる
職場に移ったほうがいい

何かに夢中になって、ほかのことは一切目に入らない——。誰しも経験があることだと思いますが、ＡＳ特性がある人は、とくにその傾向が強いといえます。これを「過集中」といいます。過集中のせいで、他人に声をかけられても返事をしない、約束の時間に遅れる、などということが起こりがちですが、周囲の人と本人が、そういう傾向があるということを承知している場合には、大きな問題は起こりません。

ところが、それが会社の企業風土に合わない場合があります。

ＡＳの人がいくら過集中になるといっても、その時間は限られています。集中すれば気分転換したくなるのは当たり前で、何か気分転換に別のことをする時間があってもおかしくありません。

でも、ＡＳの人は集中すると短時間で仕事を終えてしまい、残りの時間に気分転換しているだけなのですが、そこを第三者がたまたま何度か見かけたら、「あの人はサボっている」「仕事をきちんとしていない」ということになってしまう可能性があるのです。

日本の企業は、仕事をトータルで見ないで、部分的に評価する癖があり、少しでも気を抜いている時間帯があれば、評価が下がってしまいかねません。

しかし、その人が担当している業務の進捗《しんちょく》状況が順調であれば、なんの問題もないはずです。極端なことをいえば、他の人が１時間かかって仕事をしているあいだに、30分くらいはインターネットで検索をしているほうが、トータルで見ると仕事がはか

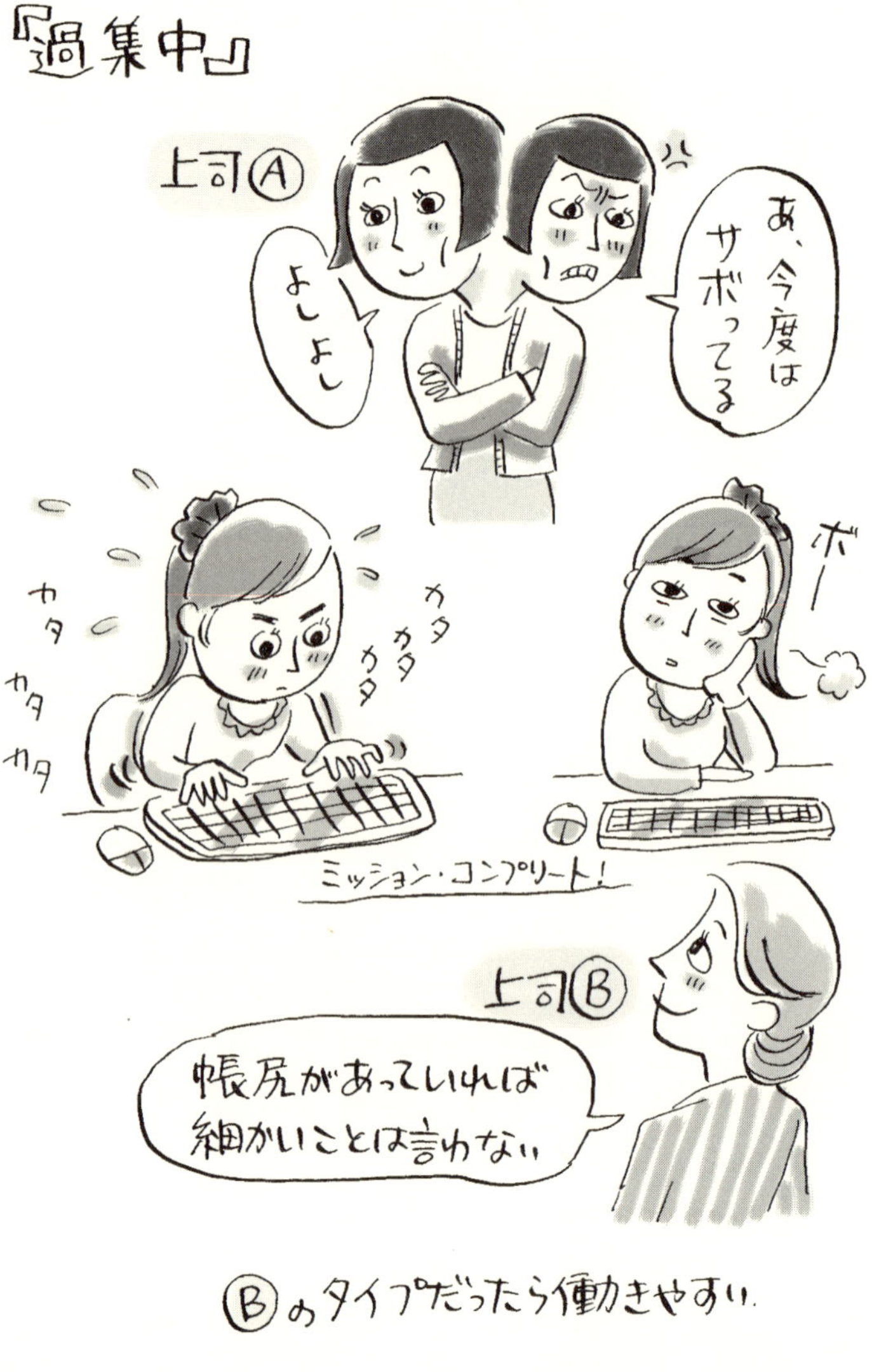
『過集中』
上司Ⓐ
よしよし
あ、今度はサボってる
カタカタ
カタカタ
カタ
カタ
カタ
ボー
ミッション・コンプリート!
上司Ⓑ
帳尻があっていれば細かいことは言わない
Ⓑのタイプだったら働きやすい

どっていた、という人がいるかもしれません。残りの30分で一人前以上の仕事ができるならば、インターネットの閲覧を許可したほうが会社にとってメリットがあるのかもしれないのです。

最近はスマートフォンなどのGPS機能で、社員の居場所が把握されてしまうような時代になっていますが、昔の営業マンには、外出すればついでにちょっとパチンコに行く、という人がたくさんいました。そこで一息ついて、それからおもむろに営業に走り回ってバリバリ契約を取ってきて、高い評価を受けた、という人もいるはずです。

インターネットでもパチンコでも喫茶店でもいいのですが、本番（仕事）の前に助走があったほうが仕事がしやすいという人がいたら、それが許されるような企業風土にしたほうが、よい業績が残せるかもしれません。

とくにAS特性のある人は、プロセスを評価する昔気質《むかしかたぎ》のお堅い会社よりも、結果でものを見てくれる感覚の新しい企業のほうが合っていると思います。

ケース⑦

企画書が書けない
↓
文書作成は
最もハードルが高い仕事と割り切る

会社では企画書などの文書を書かなくてはならない機会が頻繁にあります。ところが、発達障害の特性がある人は、さまざまな理由で文書を書くことに困難があるのです。

まずＡＳの人は想像力が弱いため、何をどう書いたらいいのかがわからない、という人が多いです。とくに企画は、いままでにないこと、誰も経験していないことなど、とにかく新しいことを考える作業なので、ＡＳの人にはハードルが高い仕事だといえます。

また、要約することが苦手な人もいます。要点を絞って、読み手にわかりやすいよ

『企画書が書けない』

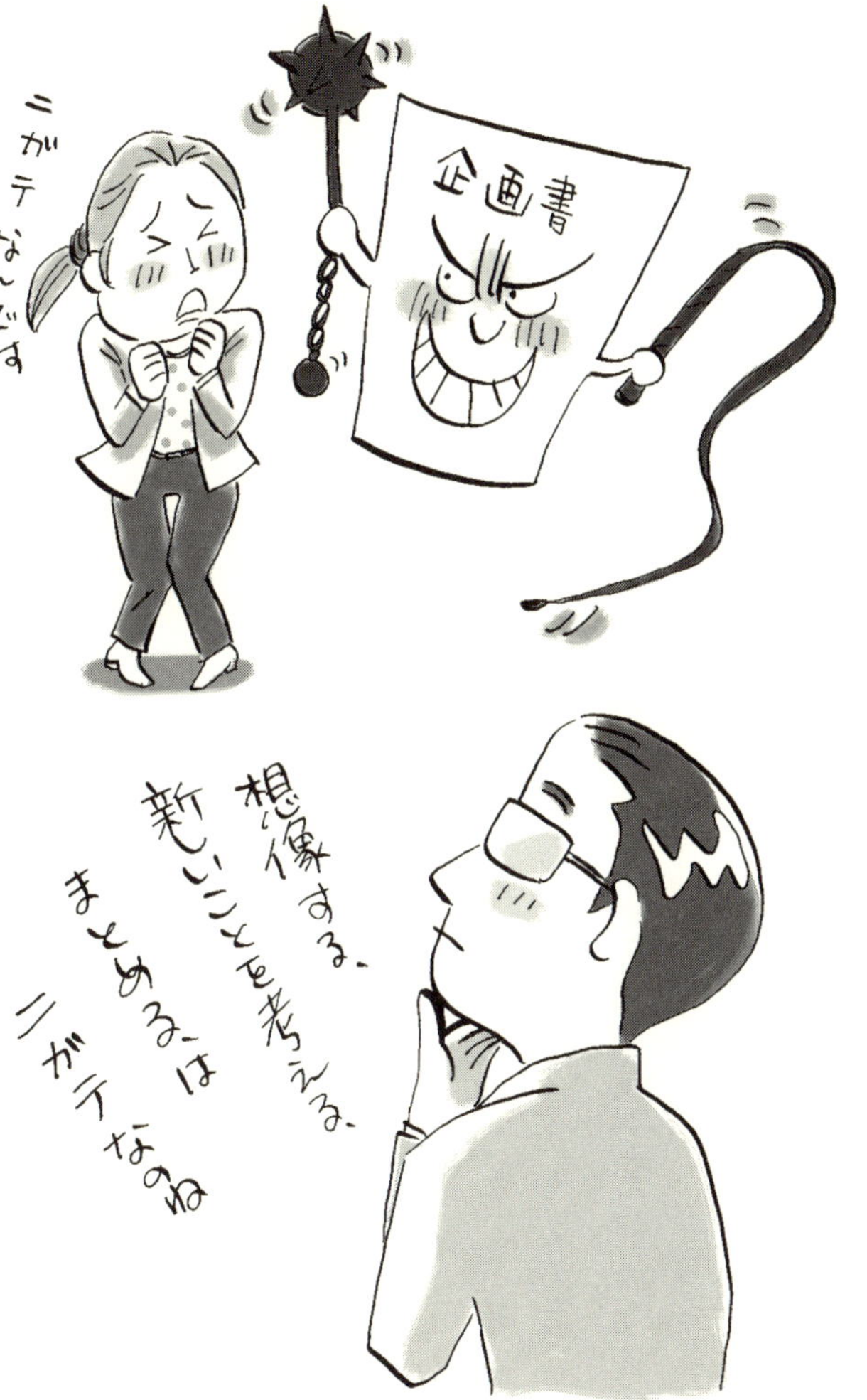
企画書
ニガテなんです
想像する、
新しいことを考える、
まとめるは
ニガテなのね

うに簡単に説明するには、やはり想像力が必要だからです。また、ＡＤＨがあると、頭のなかが整理できず、優先順位が付けられないため、何がいいたいのかわからない文章になりがちです。

読み書きに困難を覚えるタイプの限局性学習症の人たちも、文書を作るのが難しい場合があります。

そのような人たちは、企画書や報告書を書く仕事が大きな比重を占める部署は向いていません。本人がそういう部署を希望した場合には、「残念ながらあなたには向いていません」とはっきり伝えたほうがいいでしょう。

周囲の人も、そういうタイプの人がいることを意識しておいてください。これは本人の努力が足りないのではなく、特性のためにどうしてもできないのです。だから、たとえばＡＳ特性があって想像するのが苦手な人に、「企画を立てろ」というのは拷問にも等しいのです。

ケース⑧

口頭での指示が理解できない
↓
箇条書きなどにして、
本人にわかりやすい伝え方を

「これ、やっておいてと言っておいたよね」

「え、そうでしたっけ……」

上司が指示したこと、職場のルールですることになっていることなどが、きちんと遂行できない人がいます。ASの人は、口頭で言われたことが印象に残りにくいため、ADHの人の場合はそそっかしくて、すべきことが頭から抜け落ちやすいために、このようなことが起こります。

これは、「ちゃんとやって」と繰り返し言っても、できるようになる保証はありません。しかし、周囲が適切なやり方で伝えれば、7、8割方は解決するはずです。視力が弱い人に、「しっかり見て」といっても見えるようにはなりませんが、眼鏡をかけると問題はなくなりますね。周囲の人が伝え方を工夫することで、その眼鏡の役割をしてあげればいいのです。

「自分が簡単にわかることでも、相手にとってわかりやすいかどうかはわからない」という前提を常にもっていると、どんな人とのコミュニケーションも大きく失敗しないですみます。

たとえば駅のホームに電車が2本待機している場合、「こんど」「つぎ」と表示されていても、どちらが先に発車するのか迷いがちです。また、エレベーターの開閉ボタンは、漢字で「開」「閉」と書いてあっても、▷◁、◁▷という記号であっても、にわかには判別がつきにくいですね。

定型発達の人でさえ、他人とのコミュニケーションはそれほど曖昧で、難しいものです。ましてや発達障害の特性がある人にとって、微妙なニュアンスを伝えることは、至難の業《わざ》だといえるでしょう。

どのように指示を出せば本人が理解できるのかはケースバイケースです。総じて言えば、ASでもADHでも、口頭のみで伝えるよりも、箇条書きのメモにしたほうが

『口頭での指示』

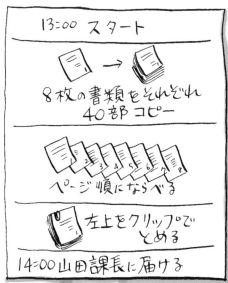

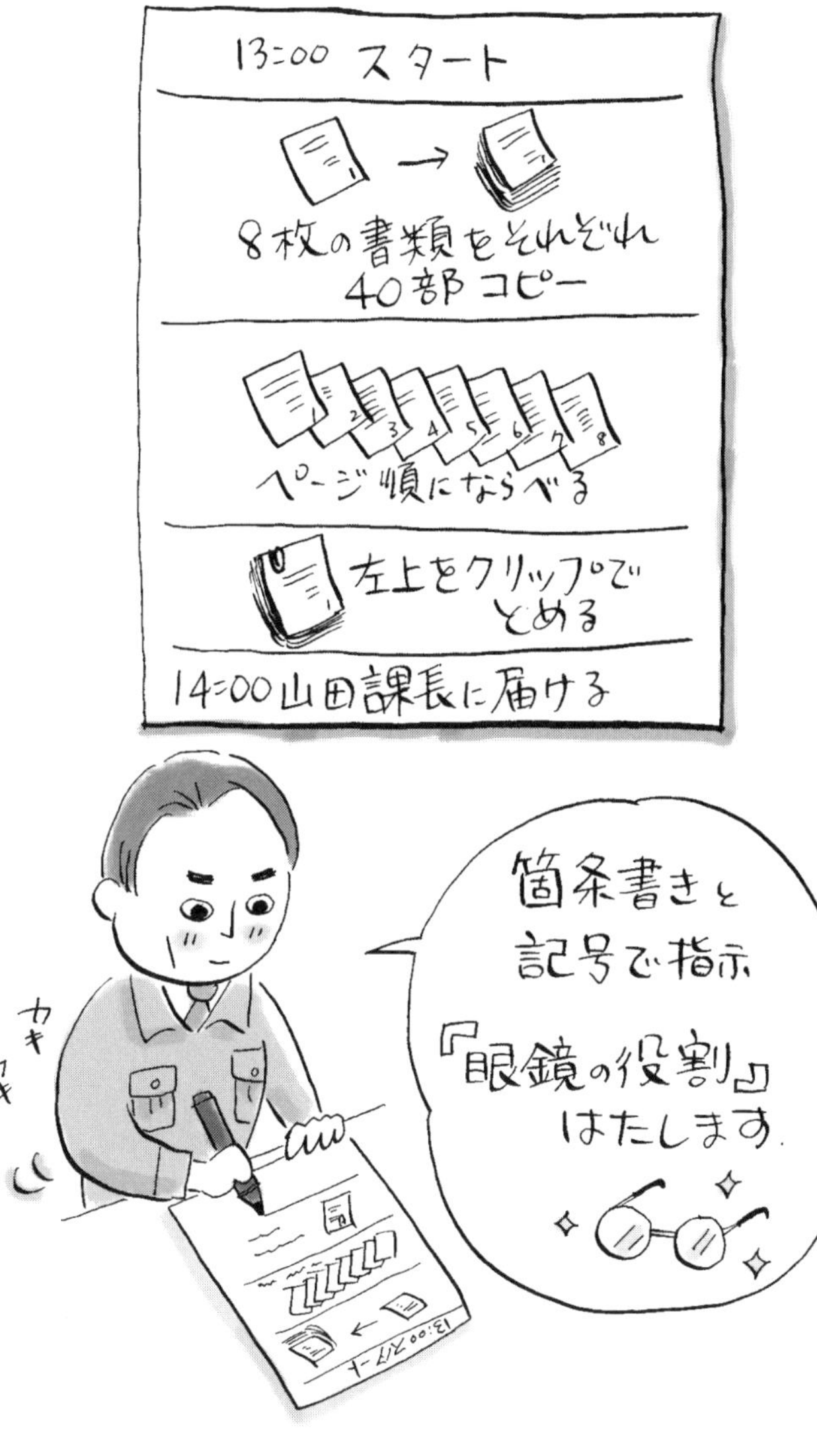
13:00 スタート
8枚の書類をそれぞれ
40部コピー
ページ順にならべる
左上をクリップでとめる
14:00山田課長に届ける
カキ
カキ
箇条書きと
記号で指示
『眼鏡の役割』
はたします。

いいでしょう。周囲の人にとっては少し負担が増しますが、何度も同じことを言って、それでも改善されないストレスからは解放されるはずです。文字の読み書きに困難を感じる限局性学習症の人に対しては、逆に文字ではなく記号や口頭指示をうまく用いて示すなど、伝わる工夫をしてみてください。

ＡＳの特性がある場合、あいまいな指示だとわからないという人がいます。その場合は、指示の内容をなるべく具体的にして、細かく区切ってあげたほうがいいでしょう。たとえば、「ひと息入れてから始めて」「落ち着いてやって」でわからなければ、「3分間待って、それから始めて」「深呼吸を1回してから取りかかって」という具合です。

ケース⑨

悪気はないけれどつい失礼な発言をしてしまう
←なぜいけないかを穏やかに論理的に説明する

自分の発言や行動に対して、相手の人がどう感じるかを読み取ることが苦手なＡＳの人に、多く見られる問題です。

第１章の冒頭に紹介した、

上司「ああ、もういいよ。待たせて悪かったね」

Ａさん「大丈夫です。気になさらなくていいですよ」

というＡさんの発言は、目上の人に対してふさわしくありません。でも、社内のことなので、上司が多少カチンときたとしても実害はないでしょう。ところが、取引先に

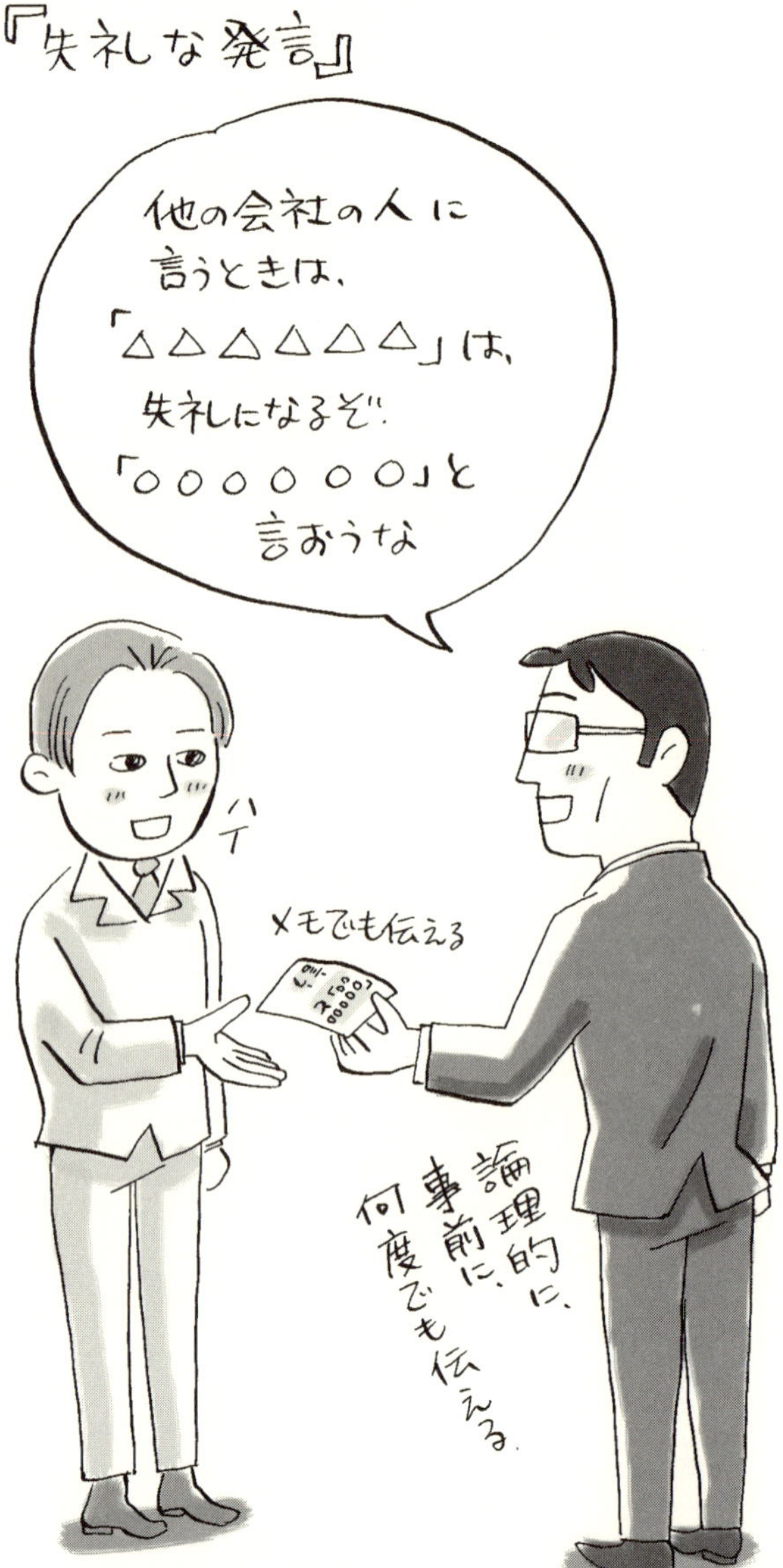
『失礼な発言』
他の会社の人に言うときは、「△△△△△△」は、失礼になるぞ。「○○○○○○」と言おうな
ハイ
メモでも伝える
論理的に、事前に、何度でも伝える。

対して無礼な発言をしてしまうと、大きな問題になります。したがって、社外の人に対して失礼なことを言ってしまうのは、なんとしても防ぎたいところです。

さいわい、ＡＳ特性のある人でも、「こういう言い方は失礼に当たる」「こういう場合にこういう行動を取ったら誤解される」などということを論理的に説明すれば、おおむね理解してくれるものです。何度か失敗することもあるとは思いますが、その頻度は少なくなっていくでしょう。

このとき、「論理的に説明する」ことが重要です。感情に任せて怒鳴ったりしても、ＡＳ特性がある人には通じません。逆に、ＡＳの人たちが感情で仕事をすることは、まずないと言っていいでしょう。仕事中にふざけているような人を見ると、腹を立てることはありますが、真面目に仕事をしている人に対しては、否定的な感情を抱くことはまずありません。

定型発達の人がＡＳの人を見たとき、「気持ち悪い」「あいつムカつくよね」などと、主に感情で判断することがあります。これに対して発達障害の人は、１０４ページで触れたように、一般の人たちのことを理解しようとしており、感情で判断することはありません。私に言わせれば、一般の人たちのほうが排他的と感じられるケースが少なくないのです。

ASの人は、感情を読み取るのが苦手なのと同時に、「皮肉」を理解することも不得意です。したがって、皮肉を言ってその人をコントロールしようとしても無理な相談です。

たとえば、「お時間に余裕があるようで、うらやましいです。こちらは期限に遅れそうでアップアップなのに」と言われれば、普通の人なら「そっちも急いでやれ、ということなのかな」と思うでしょう。でもASの人は、言葉をそのまま受け取ってしまうので、うしろめたさを感じることなく、ケロッとしています。

AS特性がある人に何かやってもらいたいことがあるのなら、遠回しにせず、数字などのデータや論理的な理由を明示しながら、ズバリと要点を伝えたほうがいいでしょう。

ケース⑩

すぐにテンパってしまう
← ストレスフルな環境にいないか確かめる

ASの特性がある人のなかには、予想外のことに対して混乱し、パニックになってしまう人がいます。ある程度経験を重ねれば、突発的な出来事への対応力は上がるのですが、それでも、いつもよりストレスを感じているときや、忙しくて気持ちにゆとりがなくなっているときなどは、心のバランスを崩して頭が真っ白になり、混乱してしまう、ということは起こり得ます。

周囲の人は、「この人はこういう場合にパニックになってしまいやすいのだな」と理解しておけば、さほど大きな問題にはならないでしょう。

一方、別の要因で感情のコントロールが難しくなることがあります。たとえば、二

『すぐテンパってしまう』

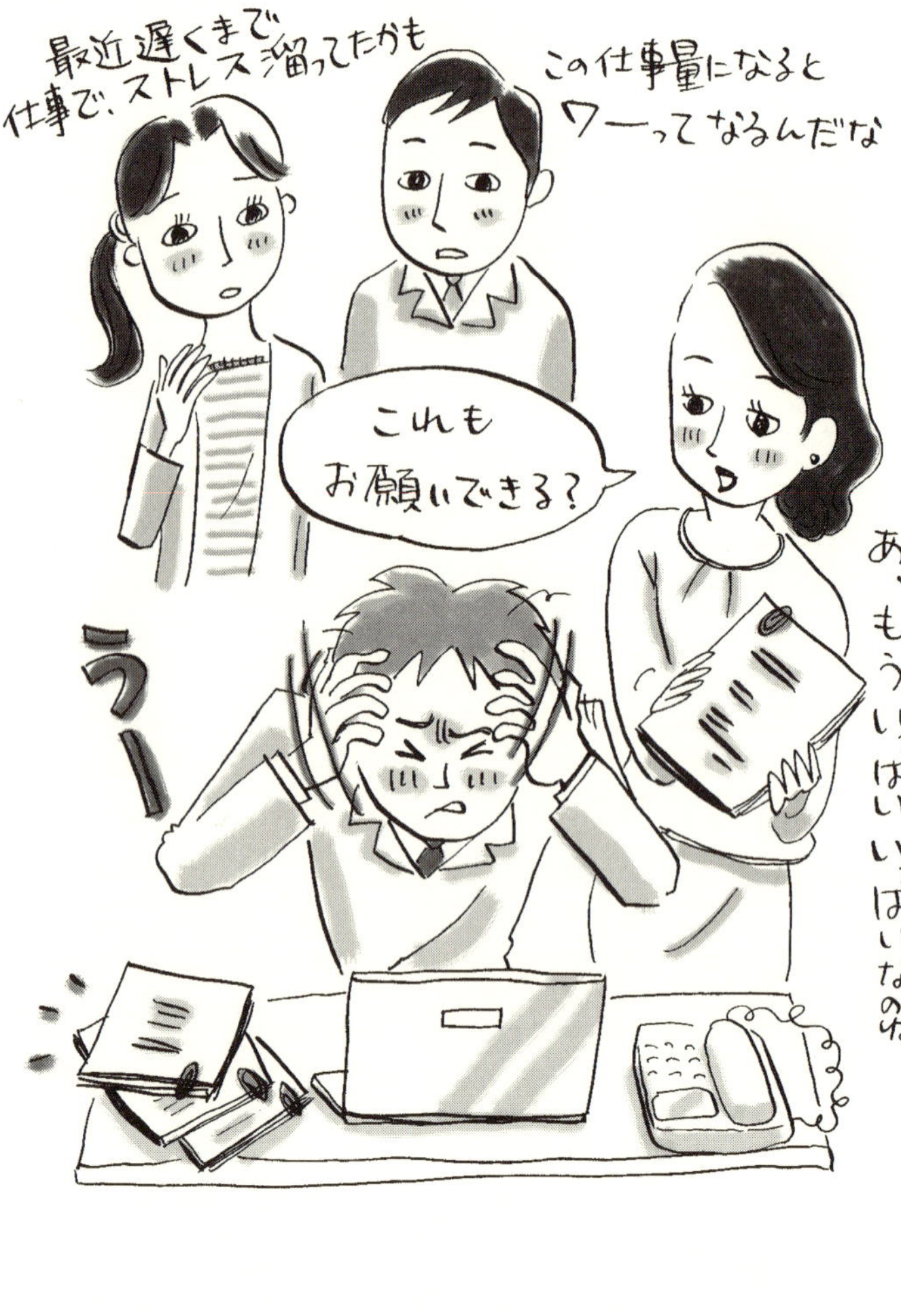
最近遅くまで
仕事で、ストレス溜ってたかも
この仕事量になると
ワーってなるんだな
これも
お願いできる？
うー
あ、もういっぱいいっぱいなのね。

次障害がある人で、過去の嫌な記憶がフラッシュバックして、突然、コントロールできなくなることがあるのです。こういった場合は、医療機関で診察してもらう必要があるでしょう。

ただし、医療機関で薬物療法やカウンセリングを受けても、それだけで完全によくなるわけではありません。職場や家庭で、感情のコントロールが難しくなるような状況をなるべくつくらないよう、本人とまわりが相談しながら工夫することも重要です。

発達障害の特性がある人に対してイライラしてしまうのはなぜ？

周囲の人たちのなかには、発達障害の特性がある人の態度が気に入らない、イライラしてしまうという人もいるでしょう。たしかに発達障害の特性があると、しゃべりたい衝動を抑えられない人や、要領の悪い人がいます。でも、彼らは悪意があるわけでもありませんし、不真面目なわけでもありません。

一般にマイノリティ問題では、マジョリティに属する人たちがマイノリティのことをよくわからなくて、漠然と不快に感じることから、マイノリティの人たちに対して排他的な態度を取りやすくなります。発達障害の人たちに対しても、このような心理が働く可能性があります。

仕事が順調で、気持ちに余裕があるときは、それほど気にならないかもしれません。しかし、自分の仕事が立て込んでいて、他の人のことまでフォローする余裕がないと、マイノリティの人たちへの風当たりを強めてしまうことがあるかもしれません。

自分がやっている仕事が正しく評価されていない、という不満があると、他人に八つ当たりしてしまうものです。しかし、八つ当たりして他人につらく当たったりしても、一時的なカタルシスが得られるだけで、評価は変わりません。根本的な解決をしたいなら、会社（上司）と交渉して、自分の負担を減らしてもらう、あるいは手当を付けてもらうなどの対策を講じてもらうべきでしょう。

ベストパフォーマンスを引き出す

発達障害の特性がある人に、あれこれ文句を言いたくなる人は、問題となる言動のもう一方の面を見ることをおすすめします。物事にはなんでも二面性があるものですが、負の面だと思っていることを、プラスに解釈してみるのです。

たとえばＡＤＨの人は「落ち着きがなく、気が散りやすい」という特性をもっていますが、解釈を変えれば「好奇心が旺盛」だともいえます。また、「物事を途中で放り出す」人は、飽きっぽいともいえますが、興味の対象が多岐にわたっていて「発想が豊か」だともいえるのです。

よく「姿勢が悪い」と指摘される人は、姿勢以外のことに集中している可能性があります。日本人は姿勢や態度で、その人の人間性を判断する傾向が強いのですが、私は賛同できません。実際、ＡＤＨの人が姿勢をよくしているときは、頭のなかは姿勢をよくすることだけしか考えていないということがあります。仕事に集中しているときは、いま自分がどんな姿勢をしているかを考える余裕がないのです。「姿勢がいい＝集中している」という構図は、ＡＤＨの人たちには当てはまらないのです。

また、発達障害の特性がある人の多くは、ふたつのことを同時にはできません。「二兎《にと》を追う者は一兎《いっと》をも得ず」ということわざがありますが、発達障害の特性がある人に対しても、指示はひとつに絞るべきだと思います。第1章でも触れましたが、定型発達の人なら簡単にできる並行処理（マルチタスク）が、発達障害の人には難しいのです。

ふたつ同時にできないことの例を、もう少し挙げてみます。

Ａさんは、普段はルーズでいいかげんですが、いざというときには失敗せず結果を出します。Ｂさんは、いつもコツコツ取り組んでいるけれども本番に弱く、失敗しがちです。あなたなら、どちらの人を評価するでしょうか。

仕事のプロセスを重視する日本企業では、Ｂさんを高く評価する人もいそうです。むしろそのほうが多いくらいかもしれません。Ａさんのようなタイプは、いくら仕事ができても態度が悪いと思われ、嫌われる可能性もあります。このＡさんのタイプが、まさにＡＤＨ特性のある人に多いのです。

このタイプは、別に要領がいいわけでもないですし、うまく立ち回っているのではなく、コツコツ取り組むのが苦手なのです。無理に普段からコツコツやると、いざというときにかえって失敗してしまいかねないのです。

周囲の人たちには、こういうタイプの人もいるということを、理解しておいていただきたいのです。その人がベストパフォーマンスを出せるよう、協力していただくことは、結果的に会社の利益にもつながります。

あなたの上司やパートナーが発達障害だったとき

ここまでは、同僚や部下といった、あなたと同じくらいの立場か、それより目下の人を念頭に置いて考えてきました。この場合、どうしようもなく困ってしまったら、発達障害の特性がある本人とは距離を置くことで、心の安定を保つことが可能です。

しかし、発達障害の特性がある人が上司（組織の上の立場）になってしまったら、少しやっかいかもしれません。

また、パートナーや親などが発達障害である可能性もあります。発達障害の特性があるパートナーや親などが、第2章で説明した「放任タイプ」（58ページ参照）や「過剰訓練タイプ」（61ページ参照）で育っていると、あなたに重い負担がのしかかってくる可能性が小さくはありません。

これらのケースの対処法を見ていきましょう。

ケース⑪

上司がパワハラをする

↓

その人の性格は変わらないので、配転や転職を視野に入れる

「何度も同じことを言わせるな！」

「そんなこともわからないのか」

「だから『ゆとり世代』ってバカにされるんだよ」

「パワーハラスメント」（パワハラ）という言葉が市民権を得て以降、こういう発言をする人は減っていていいはずですが、実際には増え続けています。都道府県の労働局などが設置している総合労働相談コーナーに寄せられた「いじめ・嫌がらせ」に関する相談件数は右肩上がりで、２０１７年度の実績７万件余りは、５年前の２０１２年度の数字から2万件以上増えているのです。

パワハラをする人は、発達障害かどうかを問わずに存在しますが、ＡＳ特性のある人もなかにはいます。もちろん、ＡＳ特性のある人がすべて、パワハラ上司になるわけではありません。ＡＳ特性があり、強いストレスを感じていて、なんらかの二次障害をもっている人が上司になった場合に、他人に対して威圧的な態度に出るようになり、パワハラ行為をする可能性があります。

パワハラ上司のやっかいな点は、部下に必要以上に干渉してくるうえに、自分の意図に無理矢理従わせようとするところです。ただし、本人にはまったく悪気はなく、

「これくらいのことは、通常の指導の範囲内だ」と思っているのですが。

本来、上司と部下は仕事上の関係にすぎません。会社や部署の成果をあげるという目的達成のために、上司は部下に指導や命令をします。つまり上司の命令は、そうしたほうが効率的に仕事を遂行できると判断した結果であるはずであり、もっといい方法がほかに見つかれば、話し合いによって変更してもかまわないわけです。

しかし、上司がそういうことを理解せず、とにかく自分の思いどおりに部下を動かそうとし、意のままにならない部下を感情に任せて叱責すると、パワハラ上司ができあがるのです。叱責の内容が業務上のことであればまだしも、人間性にかかわるような発言をされる場合もあるので、言われたほうはたまったものではないでしょう。

ＡＳ特性のある人は、基本的に自分のやりたい方法で物事を進めたがる傾向があります。しかし大人になると、さすがに「それでは通らない」ということを学習し、多くの人はパワハラ上司になることはありません。でも、それを学び損なった人が、〝やっかいな上司〟になりがちなのです。

では、このタイプの人が上に立ってしまった場合、どう接すればいいでしょうか。

まず、言動が威圧的ではあるけれど、それ以外では非常に優秀で、学ぶべき点があ

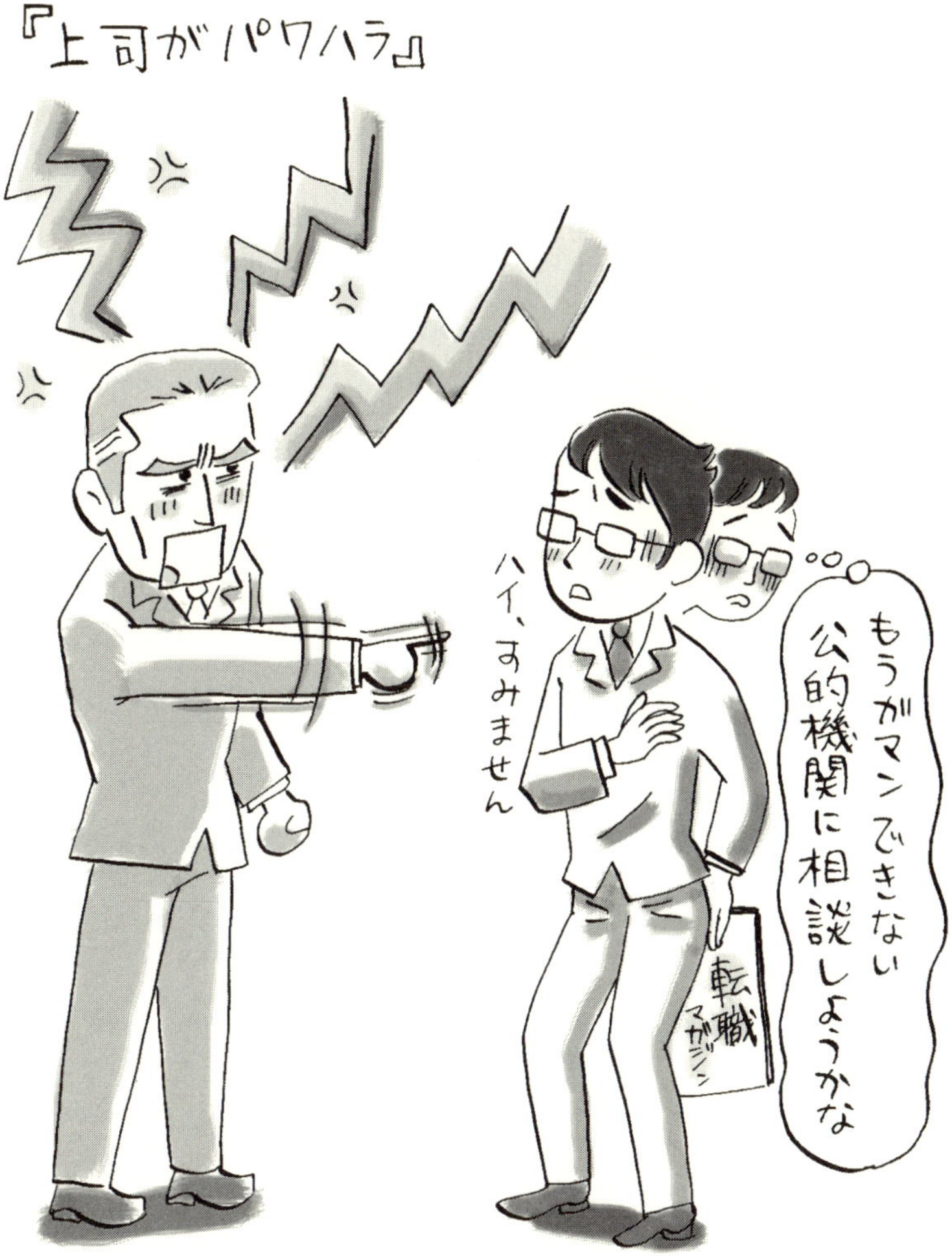
『上司がパワハラ』
ハイ、すみません
もうガマンできない
公的機関に相談しようかな
転職マガジン

るならば、なるべく風当たりを避けつつ、盗めるスキルなどは盗んでしまう、という方法があります。

しかし、仕事上でもその上司に関わるメリットはないし、この人の下ではとても仕事ができないと思ったときは、まずまわりのスタッフも巻き込んで、「私もパワハラがつらい」といった同意の声が上がるかどうかを試してみましょう。その上司のさらに上の人などに相談してもいいかもしれません。そういった声が強まってくれば、会社としても対応せざるを得なくなる可能性があります。

それができないなら、一刻も早く異動させてもらえるよう、人事部などに働きかけたほうがいいと思います。異動も難しいのなら、転職も視野に入れていいでしょう。

最近は、パワハラ・セクハラ問題を扱う部署を設けている会社が増えていますが、それは建前だけで、実際には機能していないところも少なくないようです。そのような場合は、厚生労働省の「総合労働相談コーナー」や、NPO法人「労働相談センター」、あるいは弁護士に相談するのもひとつの手です。

ただ、社員の困りごとに、真剣に向き合わないような会社に未来があるとは思えないので、さっと縁を切ってしまっていいでしょう。

どういう方法を取るにしても、その上司と（仕事のうえで）〝心中〟しないことが肝要です。いちばん大切なことは、自分自身の心身を守ることであり、それ以上に優先すべきことはないのですから。

ケース⑫

不注意優勢型ＡＨＤが上司になったら
↓
適当にあしらいつつ、自分のスキルを磨く

ＡＤＨ特性のある上司の場合は、ＡＳ特性のある上司に比べたら、周囲の人がそこまで困ることは少ないかもしれません。しかし、不注意優勢タイプのＡＤＨは、年功

序列で責任ある立場になったとしても、仕事のスキルやとっさの判断力で、部下より劣ってしまうことがあるかもしれません。

会社という組織のなかでのリーダーの役割は、チームをまとめてその部署全体の仕事を滞りなく推進し、利益を出すことです。そしてリーダーは本来、それを実現する能力をもっているはずです。しかし年功序列で自動的にリーダーになっていたり、チーム仕事ではなく、ひとりでコツコツやるタイプの仕事で成果を挙げていた人がリーダーになったりすると、まわりの人は困惑します。

上司が有能でないこと自体も困りますが、高圧的ではないものの部下に仕事を押し付ける、相談しても満足に応えてくれない、自分から率先して動かないなどの問題があれば、仕事のリーダーとしてはやはり問題です。普段、実害は少ないかもしれませんが、チーム全員の力が必要なプロジェクトに取り組むといったときには、大いに困ってしまうでしょう。

そういう場合は、その上司のさらに上の立場の人に、「このプロジェクトを推進するには、これとこれが必要です」となど伝えるのも一法です。ただ、直属の上司をないがしろにすると気を悪くするかもしれないので、たとえば「係長と部長のお二人に

『上司が不注意優勢型ADH』

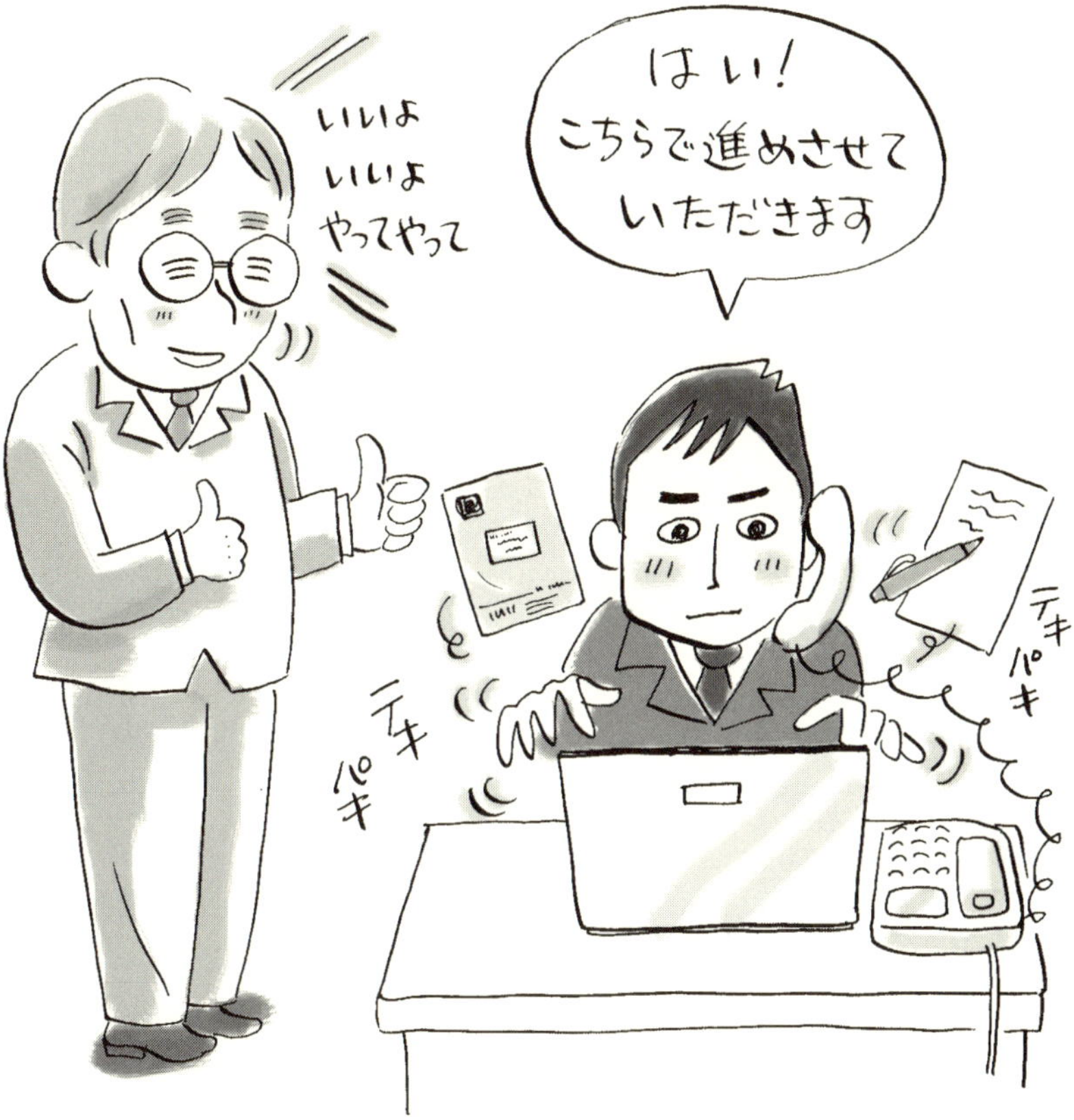
いいよ
いいよ
やってやって
はい！
こちらで進めさせて
いただきます
テキパキ
テキパキ

相談しておきたい」などと一声かけておくと摩擦が起きにくいでしょう。

一般にADH特性が目立つ人は、部下に不必要に干渉してくることはありません。なので、言葉は悪いですが、その上司を適当にあしらいながら、自分の仕事スキルを磨いておくのがいいと思います。

それでも、マイナス面のほうが大きいと感じたら、ただ我慢するのではなく、パワハラ上司の場合と同じように人事異動などの対策を考えてください。

ケース⑬

パートナーがASタイプだったとき

具体的に指示すると、←喜んでやってくれることも次に、恋人や配偶者など、パートナーが発達障害だった場合を考えてみましょう。「カサンドラ症候群」という言葉を使う人もいますが、医学用語としてコンセンサスが得られているわけではありませんので、本書では使いません。

ＡＳ特性の強い夫と、定型発達の妻がいるとしましょう。妻は、「家族のために献身的に働いているのに、夫に理解してもらえない」と感じています。あるいは、「この人、私に対して愛情がないのでは？」と疑ってしまうような接し方をされてしまう、という悩みをもっています。しかし、他の人たちからは夫がごく普通の人に見えるので、妻の苦悩は誰にもわかってもらえません。このような場合、やがて妻のほうがうつや不安が強くなってしまうことがあります。

もう少し具体的に説明しましょう、子どもが生まれたばかりなのに、子育てを一切手伝わない夫がいたとします。たまりかねた妻が、「私がとても大変な思いをしているのに、なぜ手伝ってくれないの？」と泣いて抗議しても、「なぜ泣いているの？」とよくわかってない様子です。

ここで不満や不安をため込んでしまうと、妻のほうが参ってしまいます。ところがこの妻は、ぶつぶつ言っていても埒《らち》があかないと思い、「おむつを替えて！」「ミルクを作って！」と、やってほしいことを具体的に言うことにしました。すると夫は、意外にも嫌な顔ひとつせず、やってくれるようになったのです。

ＡＳの特性があると思われるこの夫は、具体的に指示されないと、妻が困っているということも、次に何をすべきかもわかりません。本人はむしろ妻を助けたいと思っているのですが、その方法を想像することができなかったのです。もちろん、本人に悪気はありません。

こういうパートナーをもったときは、「言わないでもわかってもらいたい」という望みは捨ててください。そして、やってほしいことを具体的に言い続けてください。うまくいけば、言い続けることでパートナーは、「ああ、こういう場合はこういうことをすればいいんだな」と学習して、先回りしてやってくれるようになるかもしれません。ただし、それはあくまで「うまくいった場合」であって、基本的には「言ったことをやってくれれば、それでよし」と考えることです。

あるいは、子育ては妻の仕事、という意識があり、「自分も参加する」とか「共同で子どもを育てる」というような発想、考え方がまるでない、という人もいます。いい悪いではなく、別の考え方があるということを想像できないのです。さらには、Ａ

『パートナーがASタイプ』

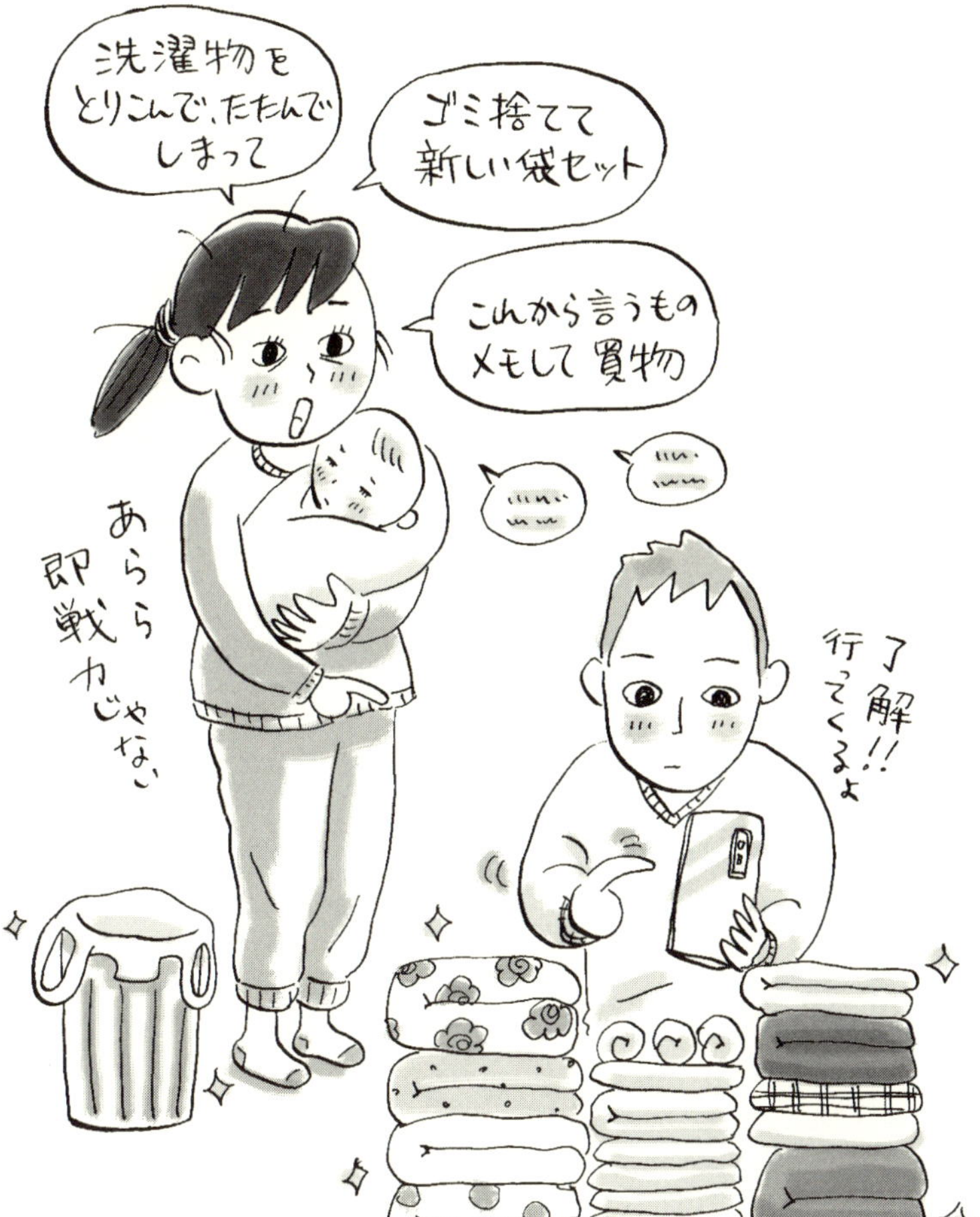
洗濯物をとりこんで、たたんでしまって
ゴミ捨てて新しい袋セット
これから言うものメモして買物
……
……
あらら即戦力じゃない
了解!!行ってくるよ

Sの特性である、「自分のやりたいことを優先してしまう」という面が出てしまい、結果として育児に参加しないこともあります。このような場合も、「いま私はとても困っている」「これをやってくれると助かる」ということを、やはり具体的に、論理的に説明して、理解を促すしか方法はありません。

パートナーになっているということは、いろいろと欠点があっても、それを補って余りある〝何か〟があるということだと思います。でも、最初は魅力を感じて付き合い始めたところ、あとから「こんな人だったんだ」と判明する場合もあるでしょう。相手のいいところと悪いところを天秤《てんびん》にかけて、どうしてもがまんできないと思ったら、別れることを選択肢としてもっていたほうがいいと思います。

「別れる選択肢をもてといわれても……」と困ってしまう人もいるでしょう。でもこれは、あなたが精神を健全に保つための大切な選択肢なのです。

なぜ別れるという選択肢に対して割り切れないのかを考えることは、この先の人生を考えるうえで、とても重要です。たとえば、妻は、AS特性が強い夫に困っているけれども、子どもが小さく、夫の稼ぎがよいので、別れるのはもったいない、と思っているとしましょう。こういう場合は、それを事実として認識し、たとえば子どもが大学に行くまでは別れないでおくなどと、自分が納得して決めるといいでしょう。夫の稼ぎがよいというメリットがあるとしても、やはりいっしょに暮らすのはつらい、と思うのであれば、別れるほうがいいでしょう。

理屈はわかるけれども、どうしても踏み切れないという場合は、たとえば同様の立場の人たちの自助グループに参加するのもひとつの方法です。同じような境遇の人たちと交流することで、新しい生活を始める踏ん切りがつくかもしれないし、逆にパートナーを理解することができるようになるかもしれません。

なかには、つらい状況に置かれている自分に、まわりがもっと同情してほしい、もっと関心をもってほしい、という気持ちが強く、そのために、つらいのにパートナーとの関係を解消できない人もいます。「パートナーで苦労している」というつらい状況をなくしてしまうと、自分の存在意義がなくなってしまうのでは、という不安が働くことがあるのです。

つらい状況をひとりで乗り切ることが難しく、うつや不安が強くなってしまった場合、精神科医に診てもらうことも検討してください。

どうしても相性が悪い場合は逃げることも考える

身近に発達障害の特性のある人がいるとき、周囲がどう対処すればいいかを説明してきました。最後に強調しておきたいことは、「どうしても無理だったら、積極的に距離を置いてください」ということです。

20〜30年前ならば、「入社したら、一生その会社に勤めるもの」とか「離婚はよくない」という価値観や道徳観があったかもしれません。でも、いまはどちらも考え方がずいぶん変わってきています。

就職にしても婚姻にしても、それをすることでなんらかの枷《かせ》がはめられ、行動などが制限されます。でも、それ以上のメリットがあるから組織に属し、結婚するのです。もしあなたが会社や結婚生活にメリットを感じられず、デメリットばかりが大きいのであれば、距離を置いたり、逃げたりすることに躊躇《ちゅうちょ》はいりません。

本書は、なるべく発達障害の特性のある人を理解してほしいという趣旨で書かれています。でも、だからといって定型発達の人たちが自分の心の健康を犠牲にしてまで発達障害の人を優先しろと言っているわけではありません。人には相性というものがあります。どうしても相性が悪いのであれば、心理的・物理的に距離を置く方策を検討してください。

また、親子でも同様です。たとえば親にAS特性があり、他人の言うことに耳を貸さず、子どもが振り回される、というケースが考えられます。

この場合、法律上の縁は切れませんが、子どもがある程度の年齢に達していれば、徹底的に逃げることは可能です。親とは離れて暮らし、連絡を一切絶つのです。子どもの勤務先などを通じて、連絡先が知られてしまうこともあるでしょうが、縁を切る覚悟をして、転居や電話番号の変更などを繰り返せば、接点はなくなっていくでしょう。

これは奇妙なアドバイスに見えるかもしれません。発達障害の特性があるからといっても、親子は親子なのだから、そんなふうにドライに接するのはいかがなものか、と思われるでしょう。しかし、家族に発達障害の特性のある人がいる場合、ときには仕方のないことでもあるのです。

何度も説明しているとおり、発達障害の特性があっても、それだけで本人や周囲が困ることはありません。しかし、育ち方に問題があると、発達障害の特性がある人の性格が複雑に歪《ゆが》んでしまい、親子間でも心を通わせることができないことがあります。すると、「相性が悪い」としか言いようのない状態になり、話し合うことすらできないので、お互いに距離を置くことが必要になるのです。

人はみな、幸せに暮らす権利をもっています。発達障害の特性のある人と相性が悪いと感じるならば、無理して仲よくする必要はありません。ただ、発達障害について知っておくことは、すべての人にメリットがあると思います。誰しも発達障害の特性がゼロということはないので、うまくいかないことがあったとき、それを切り抜けるひとつのヒントになる可能性があるからです。

第4章

発達障害の人たちの就労をどう支援するか

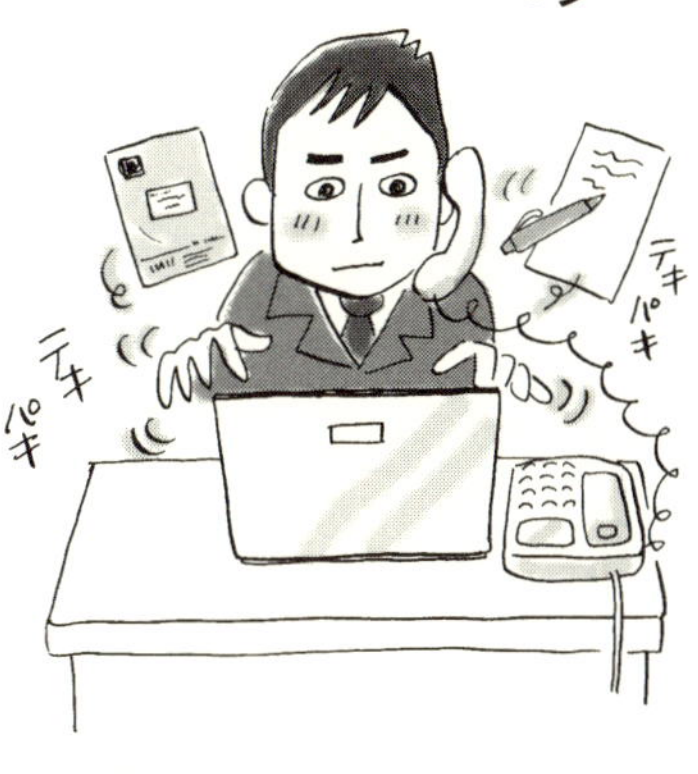

時代はますます発達障害の人たちの就労に不利な方向へ

発達障害の特性のある人たちは、社会のなかでものすごくストレスを感じながら生きています。もちろん、仕事にはストレスがつきものなので、どんな人でも多かれ少なかれストレスを覚えているでしょう。でも、発達障害の特性がある人たちのストレスは、定型発達の人たちの比ではありません。

発達障害の特性のある人たちにとって、現代はますます厳しい時代になっています。

オフィスワークには先ほど説明したような「向上のノルマ」があって、なかなか発達障害の特性に合う仕事は見つからないのが現状です。また、コミュニケーション能力が高くないと評価されない、という雰囲気がありますので、発達障害の人たちはなおさら不利です。

ならば、手に職をつけるか……と考えても、そう簡単にはいきません。まとまったお金が用意できて、不動産投資や株式投資でお金を稼ぐ能力と資力があるなどの場合は別として、発達障害の特性がある人には基本的にお金を稼ぎにくい時代になっているのです。

そんな状況のなかで、がんばって仕事をしろというほうが無理なのです。発達障害の人は、普通に暮らしているだけでもう十分にがんばっています。これ以上がんばると、メンタルヘルスを壊してしまいかねないところまできている場合もあります。そこまで追い込まれる前に、福祉の支援（１８４ページ参照）を受けることを検討すべき人もいます。

「適材適所」は教育段階から考えるべき

発達障害の人は、できることが限られているケースが少なくありません。オールマイティではないので、適している部署や役目も限られてきます。

会社が本人の特性を理解して、人事異動などを考えてくれたらいいのですが、実際には、そううまくいかないことが多いでしょう。本人の意思と会社の都合をすり合わせることは、そう簡単ではないからです。また、人材の流動化が進んでいるとはいえ、転職も簡単ではありません。

そこで、「適材適所」について、もう一度考え直してみたいと思います。「適材適所」というと、会社内の役割をイメージするかもしれませんが、実際は会社だけが考えるべきものではありません。私は、学校や家庭でも見直していかないといけないと思っています。

つまり子ども時代から、自分の得意不得意、向き不向きをある程度自覚し、得意分野を伸ばしつつ、不向きなことに対応する術《すべ》――生きるためのスキルを、学校でも家庭でも教えていくべきなのです。

たとえば、子どもの夏休みの宿題を考えてみましょう。ADH特性のある子どもの場合、「1日3ページずつドリル問題をやる」とスケジュールを立てていても、継続力がないので、初日だけやればいいほうです。結局、ドリルはやらずに夏休み終盤を迎え、最後にあわてて間に合わせることになります。

ＡＤＨの子どもは、意を決するとものすごい集中力を発揮することがあります。夏休み終了間際に仕上げられる可能性はゼロではないので、まずはやらせてみることが大事です。どんなやり方でもいいので「やればできる」ということを自覚すれば、本人の自信につながります。そして、間に合いそうになければ人に相談したり、手伝いを自分から頼んだり、あるいは失敗したら、できるだけダメージの少ない後始末の方法を考えたりすれば、それだけで貴重な経験になります。

このような経験を重ねながら、自分の特性を自覚していくことが、その先の「適材適所」につながります。つまり、どのような仕事なら自分に向いているか、自分に足りないものは何で、それを補うためにどんな場面でヘルプを求めればうまくいくか、など、仕事を遂行するために必要な処世術を身に付けることになるのです。このような処世術は、就職でも、人生でも必ず役に立つでしょう。

発達障害は薬で治るのか？

精神疾患の場合、統合失調症《とうごうしっちょうしょう》のように、服薬治療が大原則である場合もあります。しかし、発達障害に関しては、薬物療法はあくまでもオプション・プランになります。必ず飲まなければいけないというわけではありません。でも、服用中は困りごとの原因になっている症状が軽減して、できることが増え、満足感を得られる人もおられます。

発達障害と診断されたとき、処方される薬はいくつかあります。

ＡＤＨＤについては、日本ではメチルフェニデート（商品名：コンサータ）、アトモキセチン（商品名：ストラテラなど）、グアンファシン（商品名：インチュニブ）という3種類の薬が認可されています。このうち、インチュニブは6歳以上18歳未満が対象なので、大人のＡＤＨＤにはいまのところ2種類の治療薬が存在することになります。

メチルフェニデートは、比較的即効性で薬効は12時間です。朝食後に服用すると、だいたい夕食後くらいまで効果が持続します。おもな副作用としては、食欲低下や、入眠困難などがあります。寝つきが悪くなってしまうので、原則として午前中に服用することになっています。

アトモキセチンは、即効性がないかわりに、安定して1日中効果があります。ただ、最初は効きはじめるまでに3、4週間かかるといわれています。

薬が効くメカニズムは違いますが、いずれも脳内の神経伝達機能を改善し、ADHDの特性である不注意や多動性・衝動性を緩和します。

一方、ASDについては、まだ治療薬はありません。5歳以上18歳未満の子どもの場合、ASDに付随して見られることのある興奮しやすさ（易刺激性《いしげきせい》）に対して、もともと統合失調症の薬であるリスペリドン（商品名：リスパダール）とアリピプラゾール（商品名：エビリファイ）の2種類が認可されています。しかし17歳までにこれらの薬物療法を開始していない場合、18歳以上ではこれらの薬を服用することは認可されていません。

二次障害でうつや不安などが生じた場合、あるいは他の精神障害が併存した場合には、それらに対応した薬物療法を適宜行います。

診断から就労支援へ

さて、本人が会社で生きづらさを覚えたり、また周囲がすすめたりして、専門機関に相談に行くことを検討する場合、まずどこを訪ねればいいのでしょうか。

現在、企業で働いている人については、まずその会社の産業医または産業保健師に相談するといいでしょう。もし発達障害については専門外であっても、しかるべき医療機関を調べてくれるはずです。産業医以外を希望する場合は、「大人の発達障害を診ています」と標榜《ひょうぼう》している病院をインターネット検索などで探すことになります。

まだ病院に行くのは抵抗があるという人の場合は、自治体の障害福祉部門に相談する方法があります。すべての都道府県および政令指定都市に「発達障害者支援センター」（２０６ページ〜参照）が設置されているので、そちらに相談するといいでしょう。最近では、市区町村にも発達障害の相談センターが置かれていることがありますので、インターネットなどで調べてみましょう。こうした自治体の相談窓口は、最近増えてきており、利用者にとっては最も敷居が低いといえるでしょう。

未診断だが発達障害の可能性があり、これから就労したいと考えている人は、「地域若者サポートステーション」に相談するといいでしょう。ここは、働くことに悩みを抱えている15〜39歳の人に対し、キャリアコンサルタントなどによる専門的な相談、コミュニケーション訓練、協力企業への就労体験などを通じた就労支援を行っている機関です。相談のなかで発達障害の可能性があれば、医療機関を紹介してくれることもあります。

すでに発達障害であるという診断を受け、精神障害者保健福祉手帳などの交付を受けている人は、ハローワーク（公共職業安定所）の障害者専用窓口を利用できます。発達障害の人を含めた障害者の求人を探してもらえるほか、連携している「地域障害者職業センター」を通じて、就職に向けた実践的なトレーニングなど、きめ細やかなサポートをしてくれます。

就労だけでなく日常生活上の困りごとや仕事について相談したいときは、「障害者就業・生活支援センター」に相談できます。

大人の発達障害を診てくれる医療機関の探し方

先ほど、大人の発達障害を診てくれる病院はインターネットで探せばいい、と説明しました。でも、そこが本当に自分に合っているかは、受診してみないとわからない、という面もあります。

そういうことをざっくりとでも見きわめる意味でも、先ほど触れた発達障害者支援センターがたよりになります。ここは公的機関なので、「ここがいい」とはっきりとは言ってくれないでしょうが、いくつかの候補は挙げてくれる可能性があります。

もうひとつは、実際に病院にかかっている人たちに聞いてみることです。発達障害の当事者団体（主に発達障害に悩む人で構成されているグループ）がいくつかありますので、そこに参加したり、イベントに行ってみたりして情報を集めるといいでしょう。

当事者間の評判は、絶対ではありませんがそれなりに頼れると思います。発達障害の治療の中心は薬ではないため、患者はきちんとカウンセリングしてもらえる病院を評価するからです。

「あの先生はちゃんと話を聞いてくれる」「必要な支援をしてくれる」などの口コミのなかから、自分に合っていそうな病院を選べばいいと思います。

当事者団体にもいろいろあって、それなりに外部との接点をもっている当事者団体と、メンバーが仲間うちで構成されているような、非常にクローズドな団体がありますが、前者から選ぶことをおすすめします。具体的には、日本自閉症協会や日本発達障害ネットワーク（いずれも一般社団法人）などに加盟しているような団体であれば、まず問題はないでしょう。

「精神障害者保健福祉手帳」を取得するには

日常生活で困難を抱えている人に対して福祉サービスを提供する障害者手帳制度があります。現在日本では身体障害手帳、療育手帳、精神障害者保健福祉手帳の3種類が発行されています。発達障害については、知的障害をともなうときは療育手帳が交付されることもありますが、この本が主題としている大人の発達障害については、精神障害者保健福祉手帳が主な対象となるでしょう。

本文中で何度も指摘しているとおり、発達障害の特性をもっていても、本人の自覚と周囲の理解があれば、十分に就労を継続できる場合が多いと思います。が、周囲のペースに付いていくのが難しかったり、このまま働き続けていれば心身が壊れてしまうと感じたりしたら、手帳を取得して福祉のサポートを受けることも視野に入れていいと思います。

本書は「発達障害の特性がある人の周囲にいる人」が主な対象なので、手帳制度についてあまり掘り下げることは避けますが、手帳を取得する方法と、それによるメリット・デメリットを紹介しておきましょう。

手帳を取得するには、まず精神科を受診しなければなりません。子どものころからの生育歴や現在の症状、困っていることなどを詳細に確認していきますので、発達障害の診断には数ヵ月以上かかることがあります。また、精神障害者保健福祉手帳には所定の診断書が必要ですが、診断書は精神科の初診から6ヵ月以上経過しないと書いてもらえません。

初診後6ヵ月以上が経過し、医者に診断書を作成してもらったら、市区町村の窓口に提出します。2～3ヵ月ほどで精神保健福祉センターから審査結果の通知が届き、無事に認定されれば手帳を受け取ることができます。なお、原則として2年に1回更新することになっていますので、その都度新たに診断書を書いてもらわなければなりません。

こうして手帳を取得すると、どんなメリットがあるのでしょうか。いちばん大きいのは、企業の障害者枠で採用される可能性が高まることです。

「障害者の雇用の促進等に関する法律」により、従業員が45・5人以上いる民間企業の事業主は、常時雇用している労働者数の2・2%以上の障害者を雇用しなければなりません。この雇用率を下回っている企業にはペナルティが科されたり、雇用率を大きく上回って障害者を採用している企業には報奨金が支給されるなど、国は障害者にも働く機会を提供するための制度を整備しようとしているのです。

手帳を取得するとメリットもあります。所得税や住民税が減免されるほか、自治体によって、電車やバスなどの公共交通機関利用料が免除されたりするのです。

では、手帳を取得することでデメリットはあるのでしょうか。「手帳を持っていることが会社にバレるのでは……」ということを心配される方もいますが、デメリットはないといえるでしょう。まず、手帳を取得していることは、戸籍や住民票には記載されませんし、会社などに申告する必要もありません。年末調整の書類には手帳の有無を記載する欄がありますが、会社に知られたくないなら「無」と申告すればいいだけです。ただし、税制上のメリットは放棄することになります。

なかには、いざというときの保険のため――いまは普通に会社勤めができているが、将来、なんらかの変調をきたして働けなくなったときのため――に手帳を申請する方もいます。とはいえ通常は、必要があって申請する人が多いでしょう。

相談するかどうかは本人の気持ち次第

以前、「自分は学習障害ではないか」と疑っている人が私の外来に来られたことがあります。

いろいろ調べてみたところ、たしかに限局性学習症と診断できる状態で、加えてＡＳの特徴もありました。検査などを行ったあとの診察で、私はこの方の特性をひととおり説明し、「では、今後はどうしましょうか」と尋ねたところ、「もう結構です」とおっしゃったのです。よく聞いてみると、けっして診察や検査で嫌な思いをしたわけではないとのことでした。もともと自分のことをよく知りたいという知的好奇心から相談しただけで、もうそれが満たされたので十分だ、というわけです。いまの仕事では読み書きが苦手でもとくに困らないし、ＡＳ特性があるとはいえ対人関係や仕事で困るほどではないとのことでした。このような場合、相談を継続する必要はもちろんありません。

また、ときにはこんな方がおられます。「ちょっと話を聞いてください」と、いろいろな困りごとを訴えてくるのです。そこで、「それならこうしたらいかがでしょうか」などとアドバイスしようとすると、「余計なことを言わないでください」と言われてしまいます。

このような人が来られる主目的は、「話を聞いてもらいたい」ということで、別に助言を求めて来ているのではないというわけです。

こういうことは、けっして珍しくありません。相談者とのあいだに温度差があるのです。

発達障害の特性がある人が本気で相談しようという気持ちになれるかどうかは、本人が相談相手のことを、どこまで信用しているかによって違ってきます。発達障害の特性のある大人のなかには、誰かと相談しようという気持ちになるまで、何年もかかる場合があります。

家族や会社などで支援する立場にいる人は、その現実もぜひ知っておいてください。

希望と現実のすり合わせ方としての「支援付き試行錯誤」

184ページで就労支援という言葉を出しました。発達障害の人が、新卒や転職で就職するとき、のちのち困らないような対策を立てながら、スムーズに就職できるよう支援することとです。

ケーススタディとして、私が手がけたケースを紹介しましょう。26歳、大卒で就職浪人をしているGさんの例です。

Gさんは、仕事をするからには月給30万円以上の職に就きたい、と強く希望しています。しかし、コミュニケーションが苦手で要領が悪いところもあるので、このままではいい仕事に就けないのではないか、という不安も抱えています。

一方、Gさんの周囲の人たちは、「いまのコミュニケーション能力や作業能力では、とてもではないが月30万円の仕事は見つからない。たとえ訓練したとしても難しいだろう」と評価していました。ただ、一定の仕事をする能力はあるので、手帳を取得して、就労継続支援A型の仕事を探すべきだ、と考えています。

ちなみに就労継続支援（A型・B型）は障害者の就労を支援するサービスの一種です。このうちA型は一般企業での就労が現時点では難しい65歳未満の人が対象で、一定の支援がある事業所と雇用契約を結んで就労します。仕事内容はデータ入力作業や飲食店のホールスタッフなどさまざまで、２０１６年の平均賃金は月に7万円強（厚生労働省調べ）でした。

なおB型は、雇用契約を結んで働くことが困難な人が、軽作業などをしながら就労を目指すものです。

私はGさんに2つのプランを書面で提案しました。

「プランA　いまのままでできる仕事を探す」

「プランB　コミュニケーションや作業能力を伸ばす訓練をしてから仕事を探す」

ASの人は、「プランA」などのアニメやドラマなどに出てきそうな表現をすると、より興味をもってくれることがあります。

私は、無理やり「就労継続支援A型にしろ」と説得するようなことはしませんでした。「プランAなら時間はかかりません。でも給料は安いかもしれません。一方でプランBなら、待遇のいい仕事を見つけられる可能性がありますが、時間は何年もかかるかもしれません」と情報提供をしたうえで選んでもらいました。

Gさんの返事は、「時間がかかってもいいから、まずは訓練を受けたい」というものでした。そこで本人の希望に添った支援プランを作成していったのです。

ここで大事なことは、本人が自分の足で次の一歩を踏み出す、という点です。意に沿わないプランを強制されると、失敗したときに後悔が残るだけです。仮に失敗しても、それが自分の頭で考えてやったのであれば、やがて血となり肉となるのです。このように本人の試行錯誤を保障しながら支援していく考え方を、私は「支援付き試行錯誤」と呼んでいます。

もちろん、プランはあくまで試行錯誤が前提ですから、方針を定期的に見直していくことは必要です。だからプランは必ず2つ以上考えておいて、本人がちょっとしんどいなあと思ったときや、やっぱり違う道のほうがいいかもしれないなと感じたときには、方針転換に全面的に協力します。

このように、支援するときには、本人が失敗する可能性が高いという前提で動く必要があるのです。たとえ失敗したとしても、「だからあのとき私たちはこう言ったのに……」と本人を責めるべきではありません。それが、信頼関係を維持する最善の方法です。

仕事の目的は遊ぶためのお金を稼ぐこと

発達障害をカミングアウトしてから就職すると、まだ発達障害のことをよくわかっていない会社では、「とても障害には見えないよ」などといわれることがあります。しかし、いざ仕事を始めたら、「君、こんなこともできないわけ？」といわれてしまいがちです。発達障害のある人は、一見、定型発達の人と変わらないように見えるので、仕方がない面もありますが、この評価の急降下には、本人も支援者も困ってしまいます。

比較的うまくいくのは、就職するときに「この人、大変そうだな」と思われている人です。仕事を始めてみたら、意外とできることもあるじゃないか、と評価が上向きになるのです。

発達障害がある人の進学について、私は、その人の知能や学力で行ける大学の、ワンランク下にしておいたほうがいいと思っています。背伸びすればなんとかいけるレベルの大学だと、入学後に続かないことが多いからです。発達障害の人は、対人関係などでかなりつまずきますから、せめて勉強は無理せずついていけるところにしておいたほうが、後悔しないだろうし、自尊心を保つことができるでしょう。これは仕事も一緒で、その人の持っているベストの力を発揮しないとやっていくことが難しそうな仕事は、選ばないほうがいいと思います。

仕事する目的は何かというと、私は究極には遊ぶための金を稼ぐことだと思っています。発達障害を抱える人が一般の人と対等に競争していくのは難しい面もあるでしょう。そのなかで、自分ができる範囲のことを仕事としてきちんとやって、そこそこのお金をもらえばいい。そのうえで、どうしても生活するだけのお金が足りなければ、手帳を取得して福祉サービスを利用し、障害者年金（国民年金や厚生年金に加入している人が、障害や病気によって生活に支障が出たとき、申請して認定されれば支給される年金）を受給すればいいのだと思います。

会社のほうから、いままでは通常枠で働いていた発達障害の当事者に対して、障害者雇用に切り替えることをオファーしてくる場合もあるでしょう。たとえば、その人の苦手なことを誰かがフォローするのは、どうしても負担が大きすぎるような場合です。あるいは、人事ローテーションで一定期間ごとに部署を異動するルールになっている会社で、その人については得意な分野を活かせる部署にとどめておきたいというケースもあるでしょう。

そういうときに障害者雇用は絶対に嫌だというのであれば、転職も仕方ないかもしれません。雇用契約はお互いの利害が一致するところで交わすものなので、納得ができないのであれば、ほかを当たるほうがいいという場合もあります。

発達障害を知ることは
あなた自身を再発見すること

いま、企業のなかで障害者雇用をさらに拡大しようという機運は出てきています。

そのなかで注目されているのが、発達障害の人たちです。発達障害の人は、得意なところを活かすことができれば、かなり優秀であるということがわかってきたからです。

でも、そこが悪用されてしまっている部分もあります。本当は、障害者枠でなくてもいい人が、障害者枠で不当に安く雇用されてしまっている傾向があるのです。これは制度の問題でもありますが、手帳を持っているけれども優秀な人が採用試験に来た場合、賃金が安く抑えられる障害者枠にしてしまうと、企業側は一般枠との給料の差額のほか補助金まで得ることができるのです。

いまのところ、発達障害の人たちの就労には唯一の正解というものはありません。高学歴でも福祉的就労（就労継続支援Ｂ型事業所など）で働いている方もいますし、重度の知的障害の方で一般企業に障害者雇用されている人もいます。それは、本人の特性や努力だけではなく、たまたま相性のいい雇用主と巡り合えたというような、運が左右するところもあります。

社会は発達障害という少数派に対して、まだまだ冷たいところがあります。けれども、発達障害のある人たちの周囲にいるわれわれは、少数派である発達障害の人たちが、多数派向けにつくられている社会にうまく参加できるよう、両者のあいだをうまく取りもつ試みを続けていくことが大事だと思います。

発達障害を知るということは、必ずしもその定義を勉強することではありません。発達障害の人はどういうことで困っているのか、どうすれば楽になるのか、どのようなアプローチをすればその才能が活かせるのか、などを知ることだと思います。

それは、あなた自身を再発見することにも通じるかもしれません。

おわりに

昨年の春ごろ、ふたつの出版社からほぼ同時に執筆の依頼がありました。ひとつは当事者の視点で発達障害について解説するもの、もうひとつは、他者の視点で、発達障害のある人との付き合い方を考えるものです。前者は『発達障害　生きづらさを抱える少数派の「種族」たち』（SB新書）という本になり、後者が本書になりました。

発売時期こそ少し前後しましたが、執筆はほぼ並行して行われていました。それは、私の希望でもありました。というのも、発達障害というひとつの事柄について、「当事者」と「他者」という、立場を180度異にする人を対象に発信することは、お互いを理解するために役立つだろうと思ったからです。

世の中の1割以上になんらかの発達障害の特性があるということは、会社ならひとつの部署に数人はいる計算になります。したがって、発達障害を理解することは、社会を円滑に運営することに繋がると思います。発達障害について知っておくことは、すべての人にメリットがあると思います。本文中で述べたように、誰しも発達障害の傾向はゼロではないので、うまくいかないことがあったとき、それを切り抜けるひとつのヒントになるかもしれません。

一方、本書では、「周囲は当事者から距離を置いてもいい」とも述べました。私はこれまで、発達障害の特性がある人の周囲の人たちに対しては、基本的に理解とサポートを訴えてきました。本人が生きづらくて苦しんでいるので、まわりはそれを理解し、手を差しのべていただきたいと思ってきたのです。

ところが、私の本を読んでくれた人（発達障害の人の家族）から、次のような感想をいただいたことがありました。

「私たちは、（発達障害のある）本人を、精一杯理解しようとし、支えてきました。これ以上のことを求められても、つらくなるだけです」

このように、周囲の定型発達の人に一方的に理解を求めると、逆に心理的プレッシャーになり、定型発達の人の心が疲れてしまい、うつなどの精神的変調を引き起こす可能性もあるのです。

本書では、可能な範囲で理解と支援を求めつつも、どうしても相性の悪い場合には当事者から距離を置くことも提案しています。理解することが難しいのなら、その人と距離を置き、必要があれば縁を切ることも選択肢に含めてよいと思います。

いちばん大事なのは、あなたの心の平和です。発達障害の特性がある人を理解し、サポートしようとして、あなたの心が壊れてしまったら、本末転倒です。もちろん、だからといって発達障害をもつ人を攻撃したり、つらく当たったりすることが正当化されるわけではありませんが。

本書を通じて、少しでも多くの人が発達障害について理解を深めていただけること、そして発達障害の特性のある人と周囲にいる人たちが、心の平和を保ちながら付き合っていけるようになることを願っています。

本田秀夫

2019年1月

※この表は、国立障害者リハビリセンターの「発達障害情報・支援センター」のデータを元に、追加・修正したものです。

2019年1月現在

■ 直営・委託先法人名 ／ 住所
■ 社会福祉法人　侑愛会 〒041-0802　北海道函館市石川町90-7　2階
■ 社会福祉法人　帯広福祉協会 〒080-2475　北海道帯広市西25条南4-9
■ 社会福祉法人　旭川旭親会 〒078-8391　北海道旭川市宮前1条3-3-7　「おぴった」内
■ 社会福祉法人　はるにれの里 〒007-0032　北海道札幌市東区東雁来12条4-1-5
■ 社会福祉法人　青森県すこやか福祉事業団 〒030-0822　青森県青森市中央3-20-30　県民福祉プラザ3階
■ 社会福祉法人　あーるど 〒037-0036　青森県五所川原市中央4-99
■ 社会福祉法人　豊寿会 〒031-0801　青森県八戸市類家1-1-16
■ 社会福祉法人　岩手県社会福祉事業団 〒028-3602　岩手県紫波郡矢巾町大字藤澤第2地割29-1 岩手県立療育センター相談支援部内
■ 社会福祉法人　宮城県社会福祉協議会 〒981-3213　宮城県仙台市泉区南中山5-2-1
■ 仙台市 〒981-3133　宮城県仙台市泉区泉中央2-24-1

付録　発達障害者支援センター一覧

都道府県／市	名称 ／ 電話番号 ／ ホームページ
北海道	北海道発達障害者支援センター「あおいそら」 ☎ 0138-46-0851 http://www.yuai.jp/aoisora/
	北海道発達障害者支援道東地域センター「きら星」 ☎ 0155-38-8751 http://obifuku.jp/business/facility02.html
	北海道発達障害者支援道北地域センター「きたのまち」 ☎ 0166-38-1001 http://kitano-machi.com/development/index.html
札幌市	札幌市自閉症・発達障がい支援センター「おがる」 ☎ 011-790-1616 http://www.harunire.or.jp/ogaru/index.html
青森県	青森県発達障害者支援センター「ステップ」 ☎ 017-777-8201 http://www.aoshien.jp/
	青森県発達障害者支援センター「わかば」(津軽地域) ☎ 0173-26-5254 http://aorld.jp/wakaba.php
	青森県発達障害者支援センター「Doors(ドアーズ)」(県南地域) ☎ 0178-51-6181 http://doors.hojukai.net/consultation/
岩手県	岩手県発達障がい者支援センター「ウィズ」 ☎ 019-601-3203 http://www.echna.ne.jp/~ryouiku/hattatu-index.html
宮城県	宮城県発達障害者支援センター「えくぼ」 ☎ 022-376-5306 http://www.miyagi-sfk.net/chuo/ekubo
仙台市	仙台市健康福祉局北部発達相談支援センター「北部アーチル」 ☎ 022-375-0110 http://www.city.sendai.jp/kikakusomu/kurashi/kenkotofukushi/shogai/shien/shiencenter/a-chiru.html

■直営・委託先法人名 ／ 住所
■ 仙台市 〒982-0012　宮城県仙台市太白区長町南3-1-30
■ 地方独立行政法人　秋田県立療育機構 〒010-1409　秋田県秋田市南ケ丘1-1-2　秋田県立医療療育センター内
■ 山形県 〒999-3145　山形県上山市河崎3-7-1　山形県立こども医療療育センター内
■ 福島県 〒963-8041　福島県郡山市富田町字上ノ台4-1 福島県総合療育センター南棟2階
■ 社会福祉法人　梅の里 〒311-3157　茨城県東茨城郡茨城町小幡北山2766-36 社会福祉法人　梅の里内
■ 社会福祉法人　同仁会 〒300-1245　茨城県つくば市高崎802-1 社会福祉法人同仁会 つくば同仁会子どもセンター内
■ 栃木県 〒320-8503　栃木県宇都宮市駒生町3337-1　栃木県障害者総合相談所内
■ 群馬県 〒371-0843　群馬県前橋市新前橋町13-12　群馬県社会福祉総合センター 7階
■ 社会福祉法人　けやきの郷 〒350-0813　埼玉県川越市平塚新田東河原201-2
■ 埼玉県 〒330-0081　埼玉県さいたま市中央区新都心1-2 小児医療センター南玄関3階
■ さいたま市 〒338-0013　埼玉県さいたま市中央区鈴谷7-5-7 さいたま市障害者総合支援センター内1階

都道府県／市	名称 ／ 電話番号 ／ ホームページ
宮城県仙台市	仙台市健康福祉局南部発達相談支援センター「南部アーチル」 ☎ 022-247-3801 http://www.city.sendai.jp/kikakusomu/kurashi/kenkotofukushi/shogai/shien/shiencenter/a-chiru.html
秋田県	秋田県発達障害者支援センター「ふきのとう秋田」 ☎ 018-826-8030 http://www.airc.or.jp/fukinotou/f-top.html
山形県	山形県発達障がい者支援センター ☎ 023-673-3314 http://www.pref.yamagata.jp/ou/kenkofukushi/091007/yddc.html
福島県	福島県発達障がい者支援センター ☎ 024-951-0352 http://www.pref.fukushima.lg.jp/site/hattatsu/
茨城県	茨城県発達障害者支援センター「あい」 ☎ 029-219-1222 http://www.umenosato-ainoie.org/事業所紹介/茨城県発達障害者支援センター/
	茨城県発達障害者支援センター「COLORSつくば」 ☎ 029-875-3485
栃木県	栃木県発達障害者支援センター「ふぉーゆう」 ☎ 028-623-6111 http://www.pref.tochigi.lg.jp/e65/for-you2018ver.html
群馬県	群馬県発達障害者支援センター ☎ 027-254-5380 http://www.pref.gunma.jp/03/p10710001.html
埼玉県	埼玉県発達障害者支援センター「まほろば」 ☎ 049-239-3553 http://www.mahoroba.server-shared.com/
	埼玉県発達障害総合支援センター ☎ 048-601-5551 http://www.pref.saitama.lg.jp/soshiki/b0614/index.html
さいたま市	さいたま市発達障害者支援センター ☎ 048-859-7422 http://www.city.saitama.jp/002/003/004/003/001/p009014.html

■ 直営・委託先法人名 ／ 住所
■ 社会福祉法人　菜の花会 〒260-0856　千葉県千葉市中央区亥鼻2-9-3
■ 社会福祉法人　菜の花会 〒270-1151　千葉県我孫子市本町3-1-2　けやきプラザ4階
■ 社会福祉法人　千葉市社会福祉事業団 〒261-0003　千葉県千葉市美浜区高浜4-8-3
■ 社会福祉法人　嬉泉 〒156-0055　東京都世田谷区船橋1-30-9
■ 神奈川県 〒259-0157　神奈川県足柄上郡中井町境218　中井やまゆり園内
■ 社会福祉法人　横浜やまびこの里 〒231-0047　神奈川県横浜市中区羽衣町2-4-4　エバーズ第8関内ビル5階
■ 社会福祉法人　横浜やまびこの里 〒233-0002　神奈川県横浜市港南区上大岡西2-8-18　ジャパンビル3階
■ 社会福祉法人　青い鳥 〒210-0006　神奈川県川崎市川崎区砂子1-7-5　タカシゲビル3階
■ 相模原市 〒252-0226　神奈川県相模原市中央区陽光台3-19-2 相模原市立療育センター陽光園療育相談棟内
■ 山梨県 〒400-0005　山梨県甲府市北新1-2-12　山梨県福祉プラザ4階
■ 長野県 〒380-0928　長野県長野市若里7-1-7　長野県精神保健福祉センター内 社会福祉総合センター 2階

都道府県／市	名称 ／ 電話番号 ／ ホームページ
千葉県	千葉県発達障害者支援センター「CAS(きゃす)」 ☎ 043-227-8557 http://www5e.biglobe.ne.jp/~cas-cas/index.html
	千葉県発達障害者支援センター「CAS(きゃす)東葛飾」 ☎ 04-7165-2515 http://www5e.biglobe.ne.jp/~cas-cas/index.html
千葉市	千葉市発達障害者支援センター ☎ 043-303-6088 https://www.shafuku-chiba.jp/hattatu
東京都	東京都発達障害者支援センター「TOSCA(トスカ)」 ☎ 03-3426-2318 http://www.tosca-net.com/
神奈川県	神奈川県発達障害支援センター「かながわA(エース)」 ☎ 0465-81-3717 http://www.pref.kanagawa.jp/docs/a4b/cnt/f984/
横浜市	横浜市発達障害者支援センター ☎ 045-334-8611 http://www.yamabikonosato.jp/SupportCenter.html
	横浜市学齢後期発達相談室「くらす」 ☎ 045-349-4531 http://www.yamabikonosato.jp/class.html
川崎市	川崎市発達相談支援センター ☎ 044-246-0939 http://www.aoitori-y.jp/kawasaki-sodanshien/
相模原市	相模原市発達障害支援センター ☎ 042-756-8411 http://www.city.sagamihara.kanagawa.jp/_res_/projects/default_project/_page_/001/006/067/panf.pdf
山梨県	山梨県福祉保健部こころの発達総合支援センター（発達障害者支援センター） ☎ 055-254-8631 http://www.pref.yamanashi.jp/kokoro-hattatsu/index.html
長野県	長野県発達障がい者支援センター ☎ 026-227-1810 https://www.pref.nagano.lg.jp/seishin/heisetsu/hattatsushogai/index.html

■ 直営・委託先法人名 ／ 住所
■ 岐阜県 〒502-0854　岐阜県岐阜市鷺山向井2563-18 岐阜県障がい者総合相談センター 2階
■ 静岡県 〒422-8031　静岡県静岡市駿河区有明町2-20　静岡県静岡総合庁舎別館3階
■ 社会福祉法人　恩賜財団静岡県済生会 〒422-8006　静岡県静岡市駿河区曲金5-3-30　静岡医療福祉センター 4階
■ 浜松市発達障害者支援センター運営事業・特定業務委託共同企業体 社会福祉法人 浜松市社会福祉事業団／特定非営利活動法人 しずおか・子ども家庭プラットホーム 〒430-0933　静岡県浜松市中区鍛冶町100-1　ザザシティ浜松中央館5階
■ 愛知県 〒480-0392　愛知県春日井市神屋町713-8 愛知県医療療育総合センター内
■ 名古屋市 〒466-0858　愛知県名古屋市昭和区折戸町4-16（児童福祉センター内）
■ 社会福祉法人　檜の里 〒510-1326　三重県三重郡菰野町杉谷1573
■ 社会福祉法人　おおすぎ （大紀町）　〒519-2703　三重県度会郡大紀町滝原1195-1 （津市）　〒514-0818　三重県津市城山1-12-2
■ 新潟県 〒951-8121　新潟県新潟市中央区水道町1-5932 新潟県はまぐみ小児療育センター 2階
■ 社会福祉法人　更生慈仁会 〒951-8121　新潟県新潟市中央区水道町1-5932-621
■ 社会福祉法人　富山県社会福祉総合センター 〒931-8517　富山県富山市下飯野36番地

都道府県／市	名称 ／ 電話番号 ／ ホームページ
岐阜県	岐阜県発達障害者支援センター「のぞみ」 ☎ 058-233-5106 http://www.pref.gifu.lg.jp/kensei/ken-gaiyo/soshiki-annai/kenko-fukushi/hattatsu-shien/
静岡県	静岡県発達障害者支援センター「あいら」 ☎ 054-286-9038 http://www.pref.shizuoka.jp/kousei/ko-840/sogo/index.html
静岡市	静岡市発達障害者支援センター「きらり」 ☎ 054-285-1124 http://www.shssc.jp/
浜松市	浜松市発達相談支援センター「ルピロ」 ☎ 053-459-2721 https://www.rupiro.com/
愛知県	あいち発達障害者支援センター ☎ 0568-88-0811 http://www.pref.aichi.jp/hsc/asca/
名古屋市	名古屋市発達障害者支援センター「りんくす名古屋」 ☎ 052-757-6140 http://www.city.nagoya.jp/kurashi/category/22-5-2-0-0-0-0-0-0-0.html
三重県	三重県自閉症・発達がい支援センター「あさけ」 ☎ 059-394-3412 http://asakegakuen.com/index.html
	三重県自閉症・発達障害支援センター「れんげ」 ☎ 0598-86-3911（大紀町）／ ☎ 059-238-0002（津市） http://www.ma.mctv.ne.jp/~rensan/senter2.htm
新潟県	新潟県発達障がい者支援センター「RISE（ライズ）」 ☎ 025-266-7033 http://www.niigata-rise.net/
新潟市	新潟市発達障がい支援センター「JOIN（ジョイン）」 ☎ 025-234-5340 http://join-hattatsu.sakura.ne.jp/
富山県	富山県発達障害者支援センター「ほっぷ」 ☎ 076-438-8415 http://www.toyama-reha-hop.jp/

■ 直営・委託先法人名 ／ 住所

■ 石川県
〒920-8201　石川県金沢市鞍月東2-6　石川県こころの健康センター内

■ 社会福祉法人　つくしの会
〒920-3123　石川県金沢市福久東1-56　オフィスオーセド2階

■ 社会福祉法人　ウェルビーイングつるが
〒914-0144　福井県敦賀市桜ヶ丘町8-6　野坂の郷内

■ 社会福祉法人　ウェルビーイングつるが
〒910-0026　福井県福井市光陽2-3-36　福井県総合福祉相談所内

■ 社会福祉法人　ウェルビーイングつるが
〒912-0061　福井県大野市篠座79-53　希望園内

■ 社会福祉法人　グロー
〒525-0072　滋賀県草津市笠山8-5-130　滋賀県医療福祉相談モール内

■ 社会福祉法人　グロー
〒522-0047　滋賀県彦根市日夏町堀溝3703-1　平和堂日夏店2階

■ 社会福祉法人　京都府社会福祉事業団
〒612-8416　京都府京都市伏見区竹田流池町120
京都府精神保健福祉総合センター内

■ 社会福祉法人　京都総合福祉協会
〒602-8144　京都府京都市上京区丸太町通黒門東入藁屋町536-1

■ 社会福祉法人　北摂杉の子会
〒540-0026　大阪府大阪市中央区内本町1-2-13　谷四ばんらいビル10階A

■ 社会福祉法人　大阪市障害者福祉・スポーツ協会
〒547-0026　大阪府大阪市平野区喜連西6-2-55
大阪市立心身障がい者リハビリテーションセンター 2階

都道府県／市	名称 ／ 電話番号 ／ ホームページ
石川県	石川県発達障害支援センター ☎ 076-238-5557 http://www.pref.ishikawa.lg.jp/fukusi/kokoro-home/hattatu/top.html
	発達障害者支援センター　パース ☎ 076-257-5551 http://www.center-path.com/
福井県	福井県発達障害児者支援センター「スクラム福井」嶺南（敦賀） ☎ 0770-21-2346 http://scrum-fukui.com/
	福井県発達障害児者支援センター「スクラム福井」福井 ☎ 0776-22-0370 http://scrum-fukui.com/
	福井県発達障害児者支援センター「スクラム福井」奥越（大野） ☎ 0779-66-1133 http://scrum-fukui.com/
滋賀県	滋賀県発達障害者支援センター「南部センター」 ☎ 077-561-2522 http://glow.or.jp/facility/滋賀県発達障害者支援センター/
	滋賀県発達障害者支援センター「北部センター」 ☎ 0749-28-7055 http://glow.or.jp/facility/滋賀県発達障害者支援センター/
京都府	京都府発達障害者支援センター「はばたき」 ☎ 075-644-6565 http://ksj.or.jp/facility/fa07hatt/
京都市	京都市発達障害者支援センター「かがやき」 ☎ 075-841-0375 https://www.sogofukushi.jp/kagayaki/
大阪府	大阪府発達障がい者支援センター「アクトおおさか」 ☎ 06-6966-1313 http://www.suginokokai.com/facilities/act.html
大阪市	大阪市発達障がい者支援センター「エルムおおさか」 ☎ 06-6797-6931 https://www.elmosaka.org/

■ 直営・委託先法人名 ／ 住所

■ 医療法人　杏和会
〒590-0808　大阪府堺市堺区旭ヶ丘中町4-3-1　堺市立健康福祉プラザ内3階

■ 社会福祉法人　あかりの家
〒671-0122　兵庫県高砂市北浜町北脇519

■ 社会福祉法人　ゆたか会
〒675-2321　兵庫県加西市北条町東高室959-1　地域生活支援事務所はんど内

■ 社会福祉法人　三田谷治療教育院
〒659-0015　兵庫県芦屋市楠町16-5

■ 社会福祉法人　神戸聖隷福祉事業団
〒668-0065　兵庫県豊岡市戸牧1029-11　北但広域療育センター 風内

■ 社会福祉法人　希望の家
〒665-0035　兵庫県宝塚市逆瀬川1-2-1 アピア1-4階

■ 社会福祉法人　愛心福祉会
〒678-1262　兵庫県赤穂郡上郡町岩木甲701-42　地域障害者多目的作業所フレンズ内

■ 神戸市
〒650-0016　兵庫県神戸市中央区橘通3-4-1　神戸市立総合福祉センター 3階

■ 社会福祉法人　宝山寺福祉事業団
〒636-0393　奈良県磯城郡田原本町多722
奈良県障害者総合支援センター内

■ 社会福祉法人　愛徳園
〒640-8273　和歌山県和歌山市葵町3-25

■ 鳥取県
〒682-0854　鳥取県倉吉市みどり町3564-1　鳥取県立皆成学園内

都道府県／市	名称 ／ 電話番号 ／ ホームページ
大阪府　堺市	堺市発達障害者支援センター「アプリコット堺」 ☎ 072-275-8506 http://www.hannan.or.jp/apricotsakai/index.html
兵庫県	ひょうご発達障害者支援センター「クローバー」 ☎ 079-254-3601 http://auc-clover.a.la9.jp/
	ひょうご発達障害者支援センター「クローバー」(加西ブランチ) ☎ 0790-43-3860 http://auc-clover.a.la9.jp/
	ひょうご発達障害者支援センター「クローバー」(芦屋ブランチ) ☎ 0797-22-5025 http://auc-clover.a.la9.jp/
	ひょうご発達障害者支援センター「クローバー」(豊岡ブランチ) ☎ 0796-37-8006 http://auc-clover.a.la9.jp/
	ひょうご発達障害者支援センター「クローバー」(宝塚ブランチ) ☎ 0797-71-4300 http://auc-clover.a.la9.jp/
	ひょうご発達障害者支援センター「クローバー」(上郡ブランチ) ☎ 0791-56-6380 http://auc-clover.a.la9.jp/
神戸市	神戸市保健福祉局発達障害者支援センター ☎ 078-382-2760 http://www.city.kobe.lg.jp/child/grow/network/index.html
奈良県	奈良県発達障害者支援センター「でぃあー」 ☎ 0744-32-8760 http://deardeer.hozanji-wel.org/
和歌山県	和歌山県発達障害者支援センター「ポラリス」 ☎ 073-413-3200 http://aitoku.or.jp/polaris
鳥取県	『エール』鳥取県発達障がい者支援センター ☎ 0858-22-7208 https://www.pref.tottori.lg.jp/yell/

■ 直営・委託先法人名 ／ 住所
■ 社会福祉法人　親和会 〒699-0822　島根県出雲市神西沖町2534-2
■ 社会福祉法人　いわみ福祉会 〒697-0005　島根県浜田市上府町イ2589　「こくぶ学園」内
■ 社会福祉法人　旭川荘 〒703-8555　岡山県岡山市北区祇園866
■ 社会福祉法人　旭川荘 〒708-8506　岡山県津山市山下53　美作県民局第1庁舎内
■ 岡山市 〒700-0905　岡山県岡山市北区春日町5-6　岡山市勤労者福祉センター1階
■ 社会福祉法人　つつじ 〒739-0001　広島県東広島市西条町西条414-31　サポートオフィスQUEST内
■ 社会福祉法人　広島市社会福祉事業団 〒732-0052　広島県広島市東区光町2-15-55　広島市こども療育センター内
■ 社会福祉法人　ひらきの里 〒753-0302　山口県山口市仁保中郷50 平成31年4月1日より　〒753-0811　山口県山口市吉敷下東4-17-1
■ 徳島県 〒773-0015　徳島県小松島市中田町新開2-2
■ 徳島県 〒771-2106　徳島県美馬市美馬町字大宮西100-4
■ 社会福祉法人　かがわ総合リハビリテーション事業団 〒761-8057　香川県高松市田村町1114 かがわ総合リハビリテーションセンター内

都道府県／市	名称 ／ 電話番号 ／ ホームページ
島根県	島根県東部発達障害者支援センター「ウィッシュ」 ☎ 050-3387-8699 http://www.sazanami-g.jp/wish/index.html
	島根県西部発達障害者支援センター「ウィンド」 ☎ 0855-28-0208 http://iwami-wind.org/
岡山県	おかやま発達障害者支援センター（本所） ☎ 086-275-9277 http://asdshien.jp/index.html
	おかやま発達障害者支援センター（県北支所） ☎ 0868-22-1717 http://asdshien.jp/index.html
岡山市	岡山市発達障害者支援センター「ひか☆りんく」 ☎ 086-236-0051 http://www.city.okayama.jp/hofuku/hattatusyougaisya/hattatusyougai_00021.html
広島県	広島県発達障害者支援センター ☎ 082-490-3455 http://www.f-tutuji.or.jp/h-scdd/
広島市	広島市発達障害者支援センター ☎ 082-568-7328 http://www.hsfj.city.hiroshima.jp/hattatu/newpage2.html
山口県	山口県発達障害者支援センター「まっぷ」 ☎ 083-929-5012 ／ 平成31年4月1日より ☎ 083-902-2680 http://map.hirakinosato.com/
徳島県	徳島県発達障がい者総合支援センター「ハナミズキ」 ☎ 0885-34-9001 https://www.pref.tokushima.lg.jp/hattatsu/hanamizuki/
	徳島県発達障がい者総合支援センター「アイリス」 ☎ 0883-63-5211 https://www.pref.tokushima.lg.jp/hattatsu/hanamizuki/
香川県	香川県発達障害者支援センター「アルプスかがわ」 ☎ 087-866-6001 http://www.kagawa-reha.net/alps.html

■ 直営・委託先法人名 ／ 住所
■ 愛媛県 〒791-0212　愛媛県東温市田窪2135　愛媛県立子ども療育センター 1階
■ 高知県 〒780-8081　高知県高知市若草町10-5
■ 社会福祉法人　豊徳会 〒825-0004　福岡県田川市夏吉4205-7
■ 社会福祉法人　筑陽会 〒834-0122　福岡県八女郡広川町一條1361-2
■ 社会福祉法人　こぐま福祉会 〒816-0804　福岡県春日市原町3-1-7　クローバープラザ1階東棟
■ 社会福祉法人　北九州市福祉事業団 〒802-0803　福岡県北九州市小倉南区春ヶ丘10-4 北九州市立総合療育センター内
■ 社会福祉法人　福岡市社会福祉事業団 〒810-0065　福岡県福岡市中央区地行浜2-1-6　福岡市発達教育センター内
■ 社会福祉法人　あさひ会 〒841-0073　佐賀県鳥栖市江島町字西谷3300-1
■ 特定非営利活動法人　それいゆ 〒846-0002　佐賀県多久市北多久町大字小侍40-2 多久市児童センター 1階あじさいルーム1
■ 長崎県 〒854-0071　長崎県諫早市永昌東町24-3 長崎県立こども医療福祉センター内2階
■ 社会福祉法人　三気の会 〒869-1235　熊本県菊池郡大津町室213-6　さくらビル2階

都道府県／市	名称 ／ 電話番号 ／ ホームページ
愛媛県	愛媛県発達障がい者支援センター「あい♥ゆう」 ☎ 089-955-5532 http://www.pref.ehime.jp/h20123/kodomo-ryoiku/aiyu/index.html
高知県	高知県　発達障害者支援センター ☎ 088-844-1247 http://www.pref.kochi.lg.jp/soshiki/060302/ryouikuhukusi-hattatsushien-hattatsutop.html
福岡県	福岡県発達障がい者支援センター「ゆう・もあ」 ☎ 0947-46-9505 http://houtokukai.com/facility/youmore/
	福岡県筑後地域発達障がい者支援センター「あおぞら」 ☎ 0942-52-3455 https://aozora-center.com/
	福岡県発達障がい者（児）支援センター（福岡地域）「Life」 ☎ 092-558-1741 http://www.life-fukuoka.com/
北九州市	北九州市発達障害者支援センター「つばさ」 ☎ 093-922-5523 http://www.tsubasa.kitaq-src.jp/
福岡市	福岡市発達障がい者支援センター「ゆうゆうセンター」 ☎ 092-845-0040 http://www.fc-jigyoudan.org/youyou/
佐賀県	佐賀県東部発達障害者支援センター「結」 ☎ 0942-81-5728 http://www.kumin.ne.jp/shienyui/
	佐賀県西部発達障害者支援センター「蒼空～SORA～」 ☎ 0952-37-1251 https://www.shien-sora.com/
長崎県	長崎県発達障害者支援センター「しおさい」 ☎ 0957-22-1802 https://www.pref.nagasaki.jp/section/hattatsu_c/
熊本県	熊本県北部発達障がい者支援センター「わっふる」 ☎ 096-293-8189 http://www.waffle-kumamoto.com/

■ 直営・委託先法人名 ／ 住所
■ 社会福祉法人　清流会 〒866-0811　熊本県八代市西片町1660　熊本県八代総合庁舎2階
■ 社会福祉法人　熊本市社会福祉事業団 〒862-0971　熊本県熊本市中央区大江5-1-1　ウェルパルくまもと2階
■ 社会福祉法人　萌葱の郷 〒870-0047　大分県大分市中島西1-4-14　市民の権利ビル202
■ 社会福祉法人　宮崎県社会福祉事業団 〒889-1601　宮崎県宮崎市清武町木原4257-7　ひまわり学園内
■ 社会福祉法人　宮崎県社会福祉事業団 〒889-0514　宮崎県延岡市櫛津町3427-4　ひかり学園内
■ 社会福祉法人　宮崎県社会福祉事業団 〒885-0094　宮崎県都城市都原町7171　高千穂学園内
■ 鹿児島県 〒891-0175　鹿児島県鹿児島市桜ヶ丘6-12 鹿児島県こども総合療育センター内
■ 社会福祉法人　沖縄肢体不自由児協会 〒904-2173　沖縄県沖縄市比屋根5-2-17　沖縄中部療育医療センター内

都道府県／市	名称 ／ 電話番号 ／ ホームページ
熊本県	熊本県南部発達障がい者支援センター「わるつ」 ☎ 0965-62-8839 http://www.hikawagakuen.com/waroots/
熊本市	熊本市発達障がい者支援センター「みなわ」 ☎ 096-366-1919 http://www.kumamoto-minawa.com/
大分県	大分県発達障がい者支援センター「ECOAL(イコール)」 ☎ 097-513-1880 http://www.ecoal.info/
宮崎県	宮崎県中央発達障害者支援センター ☎ 0985-85-7660 http://www.m-sj.or.jp/contents/h-center/
	宮崎県延岡発達障害者支援センター ☎ 0982-23-8560 http://www.m-sj.or.jp/contents/h-center/
	宮崎県都城発達障害者支援センター ☎ 0986-22-2633 http://www.m-sj.or.jp/contents/h-center/
鹿児島県	鹿児島県発達障害者支援センター ☎ 099-264-3720 http://www.pref.kagoshima.jp/ae20/kenko-fukushi/syogai-syakai/hattatsu/
沖縄県	沖縄県発達障害者支援センター「がじゅま〜る」 ☎ 098-982-2113 https://www.okinawa-gajyumaru.jp/

［著者］本田秀夫（ほんだ・ひでお）

信州大学医学部子どものこころの発達医学教室教授・医学部附属病院子どものこころ診療部長。特定非営利活動法人ネスト・ジャパン代表理事。1988年、東京大学医学部を卒業。横浜市総合リハビリテーションセンター発達支援部担当部長、山梨県立こころの発達総合支援センター所長などを経て現職。発達障害の早期発見、早期介入から成人期の支援まで、あらゆるライフステージにわたる臨床経験をもつ発達障害の専門家。学術論文も精力的に発表している。『自閉スペクトラム症の理解と支援』（星和書店）、『ひとりひとりの個性を大事にする　にじいろ子育て』（講談社）、『自閉症スペクトラム』『発達障害　生きづらさを抱える少数派の「種族」たち』（SB新書）など著書も多い。

編集：大森　隆
編集協力：石井悦子
藤原将子
イラスト：吉田しんこ

あなたの隣の発達障害

二〇一九年二月十八日　初版第一刷発行
二〇二一年六月十二日　第二刷発行

著　者　本田秀夫
発行人　飯田昌宏
発行所　株式会社小学館
〒一〇一－八〇〇一　東京都千代田区一ツ橋二ノ三ノ一
電話　編集：〇三－三二三〇－五一四一
販売：〇三－五二八一－三五五五
印刷所　萩原印刷株式会社
製本所　株式会社若林製本工場

Printed in Japan ISBN978-4-09-388640-6